研修で！ OJTで！ 面談で！

事例でわかる 看護リフレクションの支援

経験からの気づきや学びを看護実践に活かす

編集：東めぐみ
執筆：経験から学ぶ力を育む研究会

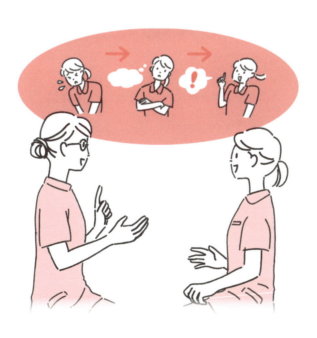

日本看護協会出版会

執筆者一覧

■編集

東めぐみ　順天堂大学保健看護学部
　　　　　経験から学ぶ力を育む研究会

■執筆（執筆順）

〈経験から学ぶ力を育む研究会〉

東めぐみ　順天堂大学保健看護学部

（ChapterⅠ/ChapterⅡ-3-1.4.5.6/ChapterⅢ-4/ChapterⅣ-4）

岡　佳子　飯塚病院看護部

（ChapterⅡ-1/ChapterⅢ-事例6/ChapterⅣ-1）

山内典子　東京女子医科大学病院看護部

（ChapterⅡ-1・Ⅱ-3-2.3.7/ChapterⅢ-事例4/ChapterⅣ-2）

三好麻実子　東京女子医科大学八千代医療センター看護部

（ChapterⅡ-2/ChapterⅢ-1）

境　美幸　大森赤十字病院看護部

（ChapterⅢ-事例1・7・10/ChapterⅣ-事例12・14）

河合麻衣子　東京女子医科大学病院看護部

（ChapterⅢ-事例2・3・8）

和田麻美　飯塚病院看護部

（ChapterⅢ-事例5・9）

内田敦子　横浜労災病院看護部

（ChapterⅢ-事例11・Ⅲ-4/ChapterⅣ-事例13）

はじめに

　本書は、雑誌「看護」での連載「経験から学ぶ看護師を育成するリフレクション支援のわざとコツ」（2024年1月号〜6月号）をもとに、大幅に加筆・修正を加えたものです。看護リフレクションを臨床現場で実践し、また、支援者として推進してきた「経験から学ぶ力を育む研究会」（以下「研究会」）のメンバーが、自己の取り組みを踏まえながら執筆しています。

「研究会」の活動について

　私たちは、看護リフレクションに魅了され、それぞれの施設で看護リフレクションに取り組んできました。そんな仲間が集まって「研究会」を立ち上げたのは、2021年4月のことです。

　オンラインでキックオフミーティングを行い、穏やかながらも、一緒に看護リフレクションを推進していこうという熱い思いがみなぎったときのことを、昨日のように思い出します。

　その後、「研究会」はオンラインでの読書会や学術集会での交流集会を継続的に行い、多くの皆様と意見交換をしてきました。

　そうした出会いから、看護リフレクションを推進する支援者の声を聴くようになり、「支援の仕方に悩んでいる」「どのようにリフレクションを推進しているのか意見交換をしたい」などのご意見をいただき、看護リフレクションの支援について検討する方向性を見出すことができました。

発見に満ちた本書の構成

　本書は4部構成になっています。Chapter I は看護リフレクションの基本的な理解を促すための知識をまとめ、Chapter II は先行文献を踏まえた

看護リフレクションの支援について整理し、ChapterIIIは看護リフレクションの支援の実際を具体的な事例として紹介し、ChapterIVは看護リフレクションの支援者の育成と、成長を支える場や組織について述べています。

　全体を通して、看護リフレクションの「支援」に焦点を当てており、<u>一人ひとりの支援者が看護リフレクションの意義について理解し、自身が適切なリフレクションを経験していることが、よりよい支援につながると考</u>えています。時にはChapterIに立ち戻ることで、支援者としての技に磨きがかかることでしょう。どのページを開いても、読むたびに何らかの発見を得ることができるのではないかと思います。

　看護リフレクションにかかわるすべての看護職に読んでいただきたいと願っており、なかでも看護リフレクションを支援する主任や係長、リーダーナースなど、実践における指導的な立場にある人へのメッセージを込めています。

本書で伝えたいこと

　近年、多くの施設で看護リフレクションが推進されており、私たち「研究会」メンバーの大きな喜びとなっています。一方、「看護リフレクションは特別なこと」「よくわからない」「時間がないからできない」などと思われている現状もあります。

　私たちが本書で伝えたいことのひとつは、<u>看護リフレクションは、普段の実践で気がつかない間に行われているのではないか</u>ということです。なぜなら、看護師は実践しながら考える「リフレクティブな実践家」であるからです。ここでポイントとなるのは、「自分ではそれに気づいていない」ということです。

　そのため、「業務はしているけれど、忙しくて看護なんてしていない」と

思っている、あるいは思わざるを得ない看護師に「あの言葉がけ、よかったね」「なぜそれを行ったの」と、その場で（または研修の場で）一言、伝えられる支援者が必要だと考えています。この一言が、看護師自身のケアの探求の始まりとなり、やがて看護師としての誇りや自信につながるのです。

　本書での「研究会」メンバーによる支援の事例には、<u>後輩を育てる視点と、支援を行った後で自ら内省し、他者の支援から学び、次の支援のための教訓を見出す</u>という「支援者自身の経験学習サイクル」の実際が描かれています。

　皆さんの身近にいるひとりの看護師として、看護リフレクションの支援を行うためのわざについてもご紹介し、ヒントを得る機会となるようにと企画しました。看護リフレクションにかかわる多くの皆様の役に立ちたい、一緒に悩みながら進んでいこうという思いが、本書の基盤となっています。

*

　私の好きな言葉のひとつに、デューイ Dewey（1938）の「実際に何かをやってみて、そこから何が起こってくるのかを知ることで、人は学習するのである」というものがあります。私たちは日々看護を実践し、経験を積み上げています。この看護経験の積み上げは、私たちを豊かにしてくれている、だから、看護リフレクションを大事にしよう、支援しようという思いが本書にはあふれています。

　多くの皆様が本書を手に取ってくださることを願っています。

穏やかな晩秋の日に

2024 年 11 月　東めぐみ

事例でわかる看護リフレクションの支援　　目次

はじめに

Chapter I　看護リフレクションの理解 ……… 001

1　看護リフレクションとは—経験から学ぶ ……… 002

リフレクションとは / 経験から学ぶための構造 / 看護経験から学ぶ意義 / 職場学習の転換

2　看護を語るということ ……… 008

数多く細かく観察して帰納的に推論する / 豊かな看護実践を語り続ける /
語りから知識を得るステップ / 日常的な行為の語りを学びのきっかけに

3　マインドセット ……… 016

マインドセットとは / 看護を語る風土をデザインする / 語りから対話へ—語りを聴くということ

4　支援者の存在 ……… 021

リフレクションの支援者 / リフレクション支援の実態 / 看護師と支援者が互いに学ぶ機会

5　看護リフレクションの「場」のつくり方 ……… 031

看護リフレクションの「場」とは / 看護の語り合いの場の実際 / 看護師の成長につながる場

Chapter II　看護リフレクションの支援 ……… 039

1　支援の基本姿勢 ……… 040

本書での「支援」とは / 支援における基本姿勢 / リフレクション支援の現状と困りごと

2　リフレクションによる気づきや学びを臨床実践に活かす ……… 046

臨床現場の課題 / 看護師のキャリア発達支援とリフレクション /
看護実践能力に沿ったリフレクション支援 / リフレクションを推進する組織の取り組み

3　立ち返るべき理論 ……… 054

ドナルド・A・ショーン：反省的実践家 / ジョン・デューイ：経験における熟慮 /
クリス・アージリス：ダブル・ループ学習 / デイビッド・A・コルブ：経験学習モデル /
松尾睦：認知的徒弟制 / フレット・A・J・コルトハーヘン：ALACT モデル /
野中郁次郎：SECI モデル

Chapter Ⅲ　事例でわかる看護リフレクションの支援の実際 ··· 063

1　集合研修における支援 ·· 064
【概論】研修の組み立て／【事例1】新人〜2年目研修／【事例2】新人〜2・3年目研修／
【事例3】プリセプターシップ研修／【事例4】実習指導者研修

2　OJTにおける支援 ·· 091
【事例5】患者の見守り／【事例6】低血糖患者への対応／【事例7】清拭タオルの準備／
【事例8】看護を語る「場」をもち続けること

3　面談における支援 ·· 108
【事例9】リーダーナースとの面談／【事例10】評価面談／【事例11】教育サポーターによる面談

4　看護リフレクションの支援の広がり ······································· 121
研修の準備／メールを活用したリフレクション支援／一緒にケアの予定を立てる、というケア／
所属部署の師長としてのかかわり／リフレクションの広がり

Chapter Ⅳ　看護リフレクションの支援者の育成と成長 ····· 133

1　リフレクション支援の課題—文献検討 ································· 134
支援を行う看護師の困難・困りごと／リフレクション支援の課題

2　支援者同士の語り合い ·· 138
支援者同士の語り合いの意味／支援者同士が語り合う場を創る／支援のリフレクションの実際

3　支援者の育成・成長 ··· 145
【事例12】マネジメント研修／【事例13】管理者研修／【事例14】かかわり方の発見

4　組織への定着 ·· 160
看護係長のリフレクション体験／相互に学び合う仲間の存在／
語られる内容の偶然性と「いつものかかわり」

Chapter I

看護リフレクションの理解

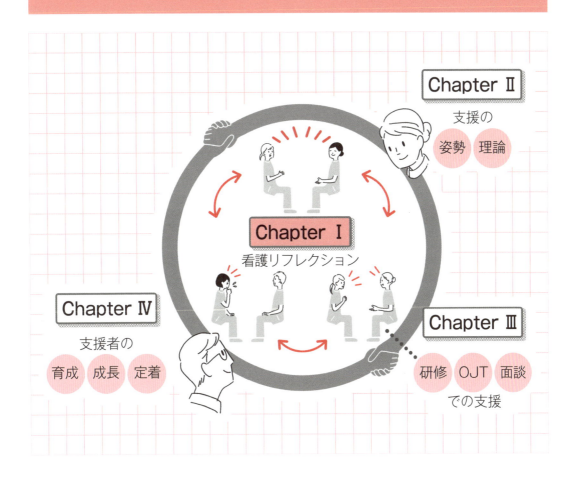

1 看護リフレクションとは
―経験から学ぶ

1 リフレクションとは

　医療施設ではリフレクションを用いた研修が盛んに行われ、有効性も報告されています。看護師がリフレクションに取り組むことで、看護経験からの学びを振り返り、振り返りからの学びや気づきを実践で活用することにつながり、より患者のニーズに沿ったケアを行うことができます[1]。

　看護師がリフレクションの経験を積むことで、看護実践力を高めることができ、やりがいや自信につながると考えます。一方、看護師はリフレクションに取り組むことに困難感を抱くことがあり、リフレクションには支援者が必要なことが明らかになっています。実践を振り返り行動につなげる適切なプロセスを、ともに考える支援者が必要です[1-3]。

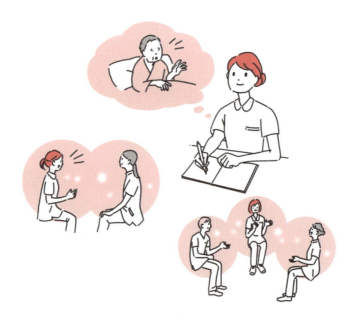

ここで、3つの重要な用語について定義しておきましょう。

■**リフレクション（Reflection）**

　ショーン Schön はリフレクションを2つのタイプに区別しています。「行為の中のリフレクション」と「行為についてのリフレクション」です。「行為の中のリフレクション」とは、実践中に「あれ、何かおかしい」というような予期しない出来事に遭遇したときに起こる束の間の思考であり、その出来事に暗黙的・無意識的に対応することです。「行為についてのリフレクション」とは、行為の結果や行為そのものを回顧的に振り返り、気づきや学びを得て次の実践に活かすことです。

■**看護リフレクション**

　看護リフレクションとは、看護師の実践を言語化し、自己の実践にどのような意味や価値があるのかと検討することで気づきや学びを得て、その気づきや学びを次の実践にどのように活かすかを検討する「思考のプロセス」です。

■**リフレクションの支援者**

　リフレクションの支援者とは、看護師が実践を言語化し、実践に潜む価値や意味を見出し次の実践に活かすことができるように、さまざまな場や機会を用いて一緒に振り返る人のことです。

1）看護リフレクションの種類

　看護リフレクションには、自分で行う「セルフリフレクション」、臨床経験を支援者に語る「（個別に行う）他者とのリフレクション」、ファシリテーターを含む同僚複数名で、ひとりの看護実践の検討を深めていく「グループリフレクション」などがあります。

　本書では、さまざまな場で、さまざまなキャリア発達の段階にある看護師が行う看護リフレクションの事例を紹介します。

2）現場を離れた場（研修）でのリフレクション

　医療施設での看護リフレクションは、主に研修で行われます。研修では、印象に残った場面の言語化、実践に活かすことができる気づきや学びの抽出などが繰り返されます[4-5]。

　一方、中村らは、新人看護師への継続的なリフレクションにおいて、新人看護師には「自己への気づき」「創造的な看護実践の学び」があり、専門職業人の成長に継続的なリフレクションは欠かせないと述べています[6]。

近年、臨床では新人看護職員を対象にリフレクションを取り入れた研修が行われ、離職防止に貢献していることが明らかになっています。

　江藤らは、新人看護師教育において、「伝承・伝授パートナー」における看護実践の省察（リフレクション）と言語化という教育方法を報告しています[7]。シャドーイングによって先輩看護師の実践を見て、気づいたことを言語化し、次にやってみてから振り返り、気づいたことを言語化してフィードバックする、という方法です。省察（リフレクション）と気づきを言語化して実践能力を定着させていくというプロセスは、新人看護師の実践能力獲得や自律性の育成だけでなく、離職率の低減にもつながっていると述べています[7]。

2　経験から学ぶための構造

1）最初にアクションありき

　リフレクションについての文献を読んでいるとき、「最初にアクションありき」[8]という中原のフレーズが目に留まりました。なぜか、このフレーズがとても気になったのです。そこには、リフレクションを活かすには2つのことが重要であり、1つ目はアクションとつながっていること、2つ目は節目にリフレクションを行うこと、と述べられています。

　リフレクションを活かすために「アクションとつながっていること」とは何を意味しているのであろうかと、頭の片隅に残りました。

　リフレクションは内省あるいは省察と訳されます。聞き慣れない言葉のように感じますが、「過去の経験を振り返ること」だと多くの方が思っています。私もそのひとりでした。

　しかし、いろいろな文献を読み考えているうちに、単に過去を振り返るだけではないと理解するようになりました。さらに、中原が「最初にアクションありき」を提唱しているのはなぜかを考え続け、振り返ることとアクションがどうしてつながるのかが、大きな問いとなりました。

2）立ち止まり、考え、対話を踏まえて行動する

　振り返りが主ではなく、行動が先にあるから振り返りができるという、一見、当たり前だと思われがちなこの事実を認識することが重要です。

中原は「決して忘れてはならないことは、アクションがリフレクションに先立ち、また、学習結果は、次のアクションにつながる点である」[8]と述べていますが、この言葉を「決して忘れてはならない」と思います。
　看護で考えてみましょう。看護の本質は患者にケアを提供すること、しかし、ただ提供するのではなく、そこに目的や意味が存在するのは周知のとおりです。

　一方、私たち看護師は、患者によいケアを提供しようと実践を続けるうちに、今まで行っていたことが通用しなくなったり、「本当にこれでよいのか」と疑問がわいたりすることがあります。

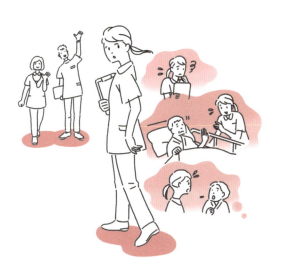

　このようなとき、いったん立ち止まって「これでよいのか」と振り返ることが重要です。また、ひとりで振り返るとともに、同僚や先輩と「あのときこういう行為をして、患者さんがふと、自分のことをお話しになったんだよね。ずっと、苦手意識があった患者さんだったのに、なぜなんだろう」などと、自己の実践を他者に語ることもリフレクションです。
　そして、「これでよいのか」と考えたのちは「自分にとって必要なことは何か」「次にどう行動するか」を考え、実践する。このプロセスが経験から学ぶこと[8]であると知りました。
　経営学などでは「経験からの学習」は長年研究され、多くの企業で取り入れられていますが、看護師はそれを学ぶ機会がほとんどないのが現状です。ここでは看護師が「経験から学ぶこと」について考えてみたいと思います。

3　看護経験から学ぶ意義

　改めて「経験」とは何かについて考えてみましょう。経験とは、不確かな状況の中で「うまくいくまで、あれこれやってみること」とショーンSchönは説明しています[9]。
　看護師は患者へのケアを行ううちに、似たような状況において何をすればよいか予測可能になり、徐々に対応できるようになっていきます。採血

で考えてみると、新人時代に多くの患者の血管を借りて手技を繰り返すことで、血管の走行や深さに対応できるようになります。また、初めて車を運転したときのポンピングブレーキのかけ方を思い出すとよいでしょう。私たちは日常生活の中でも、多くのことを経験から学んでいることがわかります[10]。

　経験から学ぶことの意義は、経験の中から生まれる知恵があるからです[11]。この知恵に人はなかなか気がつかないために、意識して経験を積んでいくことが重要だといわれています。

　看護師は実践しながら、「あれ、何かおかしい」と患者の状況をキャッチし、次の行動を修正します。このように状況に対応できる実践家（看護師）を、ショーンはリフレクティブな実践家と呼びました[9]。リフレクティブな実践家になるためには、現場を離れて実践を振り返り、次の実践に役立つエピソードを見つけ出し、次の実践で活用する、という学習を行う必要があるとされています。

4　職場学習の転換

　職場学習（workplace learning）は、経営学習論や組織行動論において注目された言葉です。中原は「組織の目標達成、業績向上に資する職場における学習であり、人が仕事に従事し、経験を深めつつ、他者との相互作用を通して生起する学習」であると述べています[12]。

　従来の人的資源開発論（Human Resource Development）には、上司が部下に対して行う教育訓練（OJT：On the Job Training）と、研修等の教育指導訓練（Off-JT：Off the Job Training）がありますが、この概念ではとらえきれない効果の高い学習機会の創造が中原らにより提唱されました[12]。

　成人はどのような業務環境（学習環境）を付与されれば学習効果が上がるのか検討され、OJT と Off-JT を組み合わせた、他律（職場の他者の支援）を借りて自律を目指す学習として、Action Learning（または Work-Based Learning）が教育学や経営学などで注目されました。

　看護師が熟達するプロセスにおいても、学習が起こりやすい相互交流のある環境が必要とされてきました[13]。高度で複雑化する医療現場では、マニュアルや集合研修で職場での学びを推進するには限界があり、実践で偶

然に出会う患者の状況を対話で語り、学ぶことが求められています。

*

「看護を語る」ということは、その人の語りを聴く人がいることであり、そこに生まれるのが対話です。対話とは「緩やかなテーマの下で聞き手と話し手で担われる創造的なコミュニケーション行為」とされています[8]。

また対話は、自己の経験を語ることや、感じたことをエピソードとして語ることであり、雑談とも違う自由な雰囲気の中での真面目な話し合いであり、それを真剣に楽しむスタンスでもあります。

看護の現場には、ともに働く仲間がたくさんいます。その仲間とアクション（こういうケアをしたら患者の反応はこうだった）について言葉を交わすことで、行ったケアが共有されます。「話す」「聴く」というケアを言語化する共同作業の中で、実践からの知恵は創造されていくのです。

共有されたエピソードを実践し、さらにそれを語り合う循環の場を創ってほしいと願っています。　　　　　　　　　　　　　　　　　　**（東めぐみ）**

引用文献
1) 東めぐみ：看護経験から学ぶ力を育む　対話場とアクション，看護人材育成，2022，19(1)，p.96-100.
2) 武藤雅子，前田ひとみ：新人看護職に対する複数回の臨床体験のリフレクション支援の効果，日本看護科学会誌，2016，36，p.85-92.
3) 倉岡有美子：「経験学習を基盤とした看護管理能力開発プログラム」に参加した就任初期の看護師長の経験学習の内容，日本看護科学会誌，2017，37，p.364-373.
4) 境美幸：入職後2年間で継続して行う「看護を語る研修」，看護人材育成，2023，19(6)，p.77-86.
5) 岡佳子：飯塚病院におけるリフレクション研修の取り組み　あなたらしく輝く看護を目指して．看護人材育成，2022，19 (3)，p.69-74.
6) 中村美保子，東サトエ，津田紀子：新人看護師のリフレクションが専門職者としての成長に与える意味についての研究，南九州看護研究誌，2014，12(1)，p.21-32.
7) 江藤智佐子，原﨑礼子：新人看護職員育成におけるハイブリッド型プログラムの構築　久留米大学医療センター「伝承・伝授パートナー」の事例を中心に，久留米大学文学部紀要，情報社会学科編，2022，17，p.15-32.
8) 中原淳，金井壽宏：リフレクティブ・マネジャー　一流はつねに内省する，光文社新書，2009.
9) ドナルド・A・ショーン著，柳沢昌一・三輪建二訳：省察的実践とは何か　プロフェッショナルの行為と思考，鳳書房，2007.
10) パトリシア・ベナー，ジュディス・ルーベル原著，難波卓志訳：現象学的人間論と看護，医学書院，1999.
11) ジョン・デューイ著，市村尚久訳：経験と教育，講談社，2004.
12) 中原淳編著：職場学習の探究　企業人の成長を考える実証研究，生産性出版，2012.
13) 東めぐみ，河口てる子：看護実践の語り合いによる看護師の気づきと行動 看護実践を語る会を用いたアクションリサーチ，日本看護科学会誌，2022，42，p.91-100.

2 看護を語るということ

1 数多く細かく観察して帰納的に推論する

1) 看護について言葉で思いをめぐらす

　本項では「看護を語る意味」や「なぜ看護を言葉にするのか」など、改めて看護を語ることについて考えてみたいと思います。

　小玉は「看護は"実行する"ことにこそ意味があるのは本当だが、少なくとも看護を自分の専門に選んだナースは、看護について言葉で思いをめぐらすことのできる力量をもつべきである」と述べています[1]。

　では、看護師はなぜ、「看護について言葉で思いをめぐらすことのできる力量をもつべき」なのでしょうか。その答えのひとつとして「研究だけが知識を産み出すわけではない」と小玉は続けます。また、看護は長い間、「これはこうするものだ、ずっとこうやってきたのだからこうするのです、この病院ではこうするのです、マニュアルにこう書いてあるから」などと「実践の根拠を知識にではなく権威に」おき、「このことに疑問をもつことなく育てられてきた」とも述べています[1]。

　さらに「権威依存は看護実践をいつまでも同じレベルに置いておくことにつながる」ため、看護師が「新しい知識を産み出し、既存の知識をより確かなものにしていくプロセス」が求められていることを私たちに伝えています。そして、看護師は「知識発見のプロセスを意識しなければならない。それも、あらゆる種類のプロセスを常に意識し、よりよい実践を自分に、人々に、約束しなければならない」と、静かで強い意思を感じる言葉を続けています[1]。

2) 意識されにくい、看護師による知識発見のプロセス

この、知識を産み出していくあらゆる種類のプロセスのひとつに、数多くかつ細かく観察して帰納的に推論するプロセスがあります。

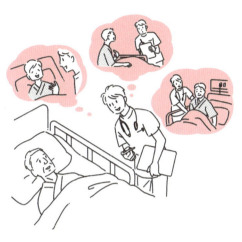

たとえばある患者を観察するとき、看護師は行き当たりばったりではなく、同様の患者を何人も観察してきた経験から、この病気のこの時期に患者はこうなるからケアはこうなる、といった推論を経ています。このような推論は過去の経験から生まれるものであり、新しい知識を創り出します。

看護師にとっては、いつも通り患者のために行っている当たり前の行為であり、そのため意識されないという現状があります。その一例として中原らは、看護提供方式のひとつであるパートナーシップナーシングシステムにおいて、先輩看護師が自己の実践を「言葉にするほどでもない」と考えている実態を明らかにしています[2]。

看護師にとって、「いつも行っている当たり前のケア」から、「患者のために行っている行為は、看護をより効果的でよりよい方法へと改善することにつながっている意味ある行為である」と、看護本来の目的を改めて意識する発想に転換させることが、看護を語ることなのだと思います。

2　豊かな看護実践を語り続ける

ベナー Benner は『エキスパートナースとの対話』において、実践とは「名人芸ではなく、苦心と創意ある発展過程を経て形成された伝統に根ざすものである」と述べています[3]。

ケアは「いかなる場合もその実践者の（時間をかけ、おそらく苦労して学習した）処理能力のもとのみで実現するもの」であるとし、「その豊かな実践を豊かに例示することを考えなくてはならない」と、私たち看護師に行動することを検討するように問いかけています[3]。

豊かな実践を例示するとは、ケアが行われている状況（語り手の知識やスキルなど）が手に取るように想像できるよう言葉で示すことです。実践

は看護師の経験として一人称で、できるだけ詳細に、実際の会話をもって語ることによって、日常の看護実践から学ぶことができるといわれています。

　ベナーが提唱する「実践に根ざした看護の知識を的確に表現する」ことは、語り手と聴き手の存在によって初めて可能になるのです。

看護師は自己が経験したケアを語ることで、臨床上の知識を継続的に発展させることができる可能性があるため、看護実践を語り続けなければならないとベナーは述べています[3]。

　語ることによって、看護師が実践を行うことで培ってきた〈よい看護に見られる技〉が明らかになります。このとき重要なのが「正統的周辺参加（legitimate peripheral participation）」という考え方です。これについては後述します。

3　語りから知識を得るステップ

　では、看護師の語りからどのように知識を得ることができるのでしょうか。「6つのステップ」（表I-1）を参考に、伊藤看護師の語りから、次の実践で活用できる知識を得ていく方法を見ていきましょう。

表I-1　看護リフレクションの6つのステップ

● STEP 1：事例を書く
● STEP 2：事例を語る
● STEP 3：事例を探求的に振り返る
● STEP 4：事例のアウトカムをとらえる
● STEP 5：現象の意味や価値を考える
● STEP 6：発表する

1）STEP 1：事例を書く

患者の紹介

　宇野さんは35歳男性。婚約者と協力して事業を立ち上げたばかりでした。持続する倦怠感を主訴に受診したところ、リンパ芽球性悪性リンパ腫と診断されました。数々の病院で受診を繰り返したため確定診断がつくまでに多く

の時間を要し、他院から転院してきたときは病状が進行し、早急な治療導入が必要な状態でした。

　担当医師から、抗がん剤治療が必要なこと、治癒の可能性は低いが骨髄移植についても説明されました。治癒はしなくとも病状が良くなるためにできることがあるのなら移植もしたいという本人と家族の強い希望があり、骨髄移植をすることになりました。家族間での HLA が不一致だったため、骨髄バンクからのドナー待ちとなりました。

　入院当日、宇野さんは受け持ち看護師に、面会時間のことで「言っていることが違う」と大きな声を上げていました。受け持ち看護師は宇野さんに恐怖を覚え、受け持ちを続けることが困難になりました。

2）STEP 2：事例を語る

　宇野さんの状況について伊藤看護師はどのように理解していたのか、次のように語っています。

伊藤看護師が語った「患者の状況」と「自分ができること」

　宇野さんは、仕事は順調で結婚を控えた 35 歳という若さで、リンパ芽球性悪性リンパ腫を発症しました。なんでもっと早くわからなかったのか、今後自分はどうなるのかという不安があったに違いありません。自分の感情がコントロールできなくても仕方がないのではないかと思いました。周囲から精神的に未熟であると思われてしまったかもしれませんが、そこには計り知れない不安や悲しみがあったが故なのではないかとも思いました。

　そして、私が宇野さんにしてあげられることは何なのかを考えました。すぐに思いついたことは、宇野さんの訴えを否定せず傾聴すること。それを徹底しました。また、できる限り宇野さんの要望に応じられるようにかかわっていこうと考えました。

　毎朝のカンファレンスで宇野さんの精神的な状態と病状について述べ、本人の訴えを否定せず傾聴してほしいと伝え、スタッフとの情報共有に努めました。婚約者といる時間が一番幸せそうだったので、面会時間についても師長に相談し、決められた面会時間よりも長く婚約者と居られるように配慮しました。

3）STEP 3：事例を探求的に振り返る／STEP 5：現象の意味や価値を考える

　伊藤看護師の語りから、私たちはどのようにして知識を得ることができるか考えてみましょう。

①看護師の患者理解と、その後の対応

　伊藤看護師は「宇野さんにしてあげられることは何なのかを考え」「宇野さんの訴えを否定せず傾聴すること」を行います。また、受け持ち看護師に対して大きな声を上げることについては、「今後自分はどうなるのかという不安があったに違いない。自分の感情がコントロールできなくても仕方がないのではないか」と理解し、「できる限り宇野さんの要望に応じられるようにかかわって」います。

　そして実践したことは「毎朝のカンファレンスで宇野さんの精神的な状態と病状について述べ」「本人の訴えを否定せず傾聴してほしいと伝え」て「スタッフとの情報共有に努め」たことです。

②伊藤看護師の行為の抽出と臨床における知識（技）

　ここまでで、「宇野さんの訴えを否定せず傾聴する」「宇野さんの要望に応える」「スタッフとの情報共有」という行為が浮かび上がります。この3つの行為を統合すると、病気のために医療者との関係がうまく結べない宇野さんと、宇野さんから距離を置きたいと考えている受け持ち看護師に対する〈橋渡し〉という名前がつけられます。〈橋渡し〉は、臨床での知識（技）であると考えます。

　このように実践を語ることで、対応が困難な患者に対する〈橋渡し〉を行っていることが明らかになり、次に似たような状況があったときに、このケアを参考に患者と受け持ち看護師の〈橋渡し〉を行うことができるのです。

　伊藤看護師は「宇野さんにしてあげられることは何なのかを考え」、宇野さんと受け持ち看護師の関係性を改善しようと〈橋渡し〉をしています。これが、先に述べた「語ることによって、看護師が実践を行うことで培ってきた〈よい看護に見られる技〉が明らかになること」なのです。

　その後、宇野さんと受け持ち看護師の関係は改善され、宇野さんは抗がん剤治療を無事に終え、骨髄移植のために転院できました。小玉やベナーが述べているように、看護師の語りには改善への例示があります。

　このときのことを伊藤看護師は次のように語っています。

4）STEP 4：事例のアウトカムをとらえる

看護師の実践による患者の変化（＝看護の成果）

　私は宇野さんに会うたびに「よく頑張りましたね」とねぎらいの言葉をかけるようにしました。心からそう思ったからです。宇野さんは照れながら笑顔で「俺、頑張ったよね」と答えました。そして「僕のためにいろいろしてくれてありがとう。伊藤さんのおかげです」という言葉をくれました。つらい抗がん剤治療を終え、移植のドナーも決まり、転院することになった宇野さんは、最後に「お世話になりました。元気な姿でまた伊藤さんのもとに来ますね」と言い、笑顔でお別れをしました。

　宇野さんの言葉からは、抗がん剤治療をやり遂げた自分を認める思いが伝わります。それは、伊藤看護師の存在によって成し遂げられたことが伝わってくる言葉です。もし伊藤看護師が受け持ち看護師との〈橋渡し〉をしなければ、宇野さんと受け持ち看護師はお互いがつらい状況で治療を進めることになったかもしれません。

　このように、看護師の語りからよりよい看護につながる知識（技）を得ることができるのです。

5）次の実践でどのように活用するか

　今回の学びをどのように活用していくか、伊藤看護師は以下のように語りました。

リフレクションからの学びをどのように活かすか

　今回のリフレクションを通して、患者さんの性格やニーズを理解することが、より患者さんに沿ったかかわりにつながることを学びました。患者さんの観察や、患者さんの生活・体験に関する情報収集を行い、その人にとって必要な援助やかかわり方を意識して考えていきたいです。特に、何か気になる患者さんや出来事があれば、迷わず積極的にかかわっていきたいと思います。

　また、看護ケアだけでなく、日常的に人とかかわる際や、係長としてスタッフとかかわる際にも、同じような視点をもつことが、よい人間関係の構築につながると実感しています。

　今回のリフレクションで、当たり前と思っていた自分のケアが、患者さん

にとっては意味があること、また、患者さんを信じて、ほかの看護師に患者さんの思いを伝えることで、スタッフのケアが変わることも経験できました。

自部署でもリフレクションを積極的に取り入れ、お互いの看護を語り合うこと、振り返ること、行ったケアについて学び合うことで、スタッフの看護の質が高まるよう活用していけると思います。

4　日常的な行為の語りを学びのきっかけに

ここでは「正統的周辺参加」について考えます。看護において、経験から生まれる知識は、患者の状態が変化するときなどを察知する能力として研究が進んできました[4]。研究が進むにつれ、患者の状態が変わるときだけではなく、日常的に看護を行っている中にも経験からの知識は存在していることが報告されるようになりました。

「正統的周辺参加 (legitimate peripheral participation)」は、レイブ Lave, J. とウェンガー Wenger, E. が提唱しました[5]。聞き慣れない言葉ですが、私たち看護師にとっては身近な考え方であり、看護を語るときに意識したい学習モデルです。

1）学習と仕事の関係

レイブとウェンガーが着目したのは、徒弟制度的な共同体において、新人がどのように一人前になっていくのかというプロセスです。看護職のラダーも、まさしく新人からエキスパートへの段階で考えられています。

この考え方の基盤は、人が仕事を通して成長するとき、学習と仕事は対立する概念ではなく、学習は仕事の中の日常的な行為の中にあるというものです。

私が臨床の教育担当者だったとき、「個人としての学習効果をいかに組織としての仕事に結びつけるか」が常に課題でした。集合研修の教育効果として、研修後は即時的に看護師の仕事

の質が上がるという仮説があるため、「研修の成果＝実践の改善」という構造が看護管理者の頭の中にあるように感じていました。

　研修を受けた看護師に、実践で目に見える成果がないと、「研修をしても全然変わらない」など、部署の管理者が安直な判断に結び付けることを経験しました。これは、「学習と仕事は別の存在である」という考え方が基盤になっていることに看護管理者が気づいていないためだと考えられます。

　しかし、レイブとウェンガーは、仕事と学びは対立する概念ではないと述べています。研修での学びをいかに実践に用いることができるかが重要ですが、そのためには看護管理者が、研修に参加した看護師の学びを促進するようかかわることが必要になります。

2）ラーニングフル・ワーク：学びのきっかけに満ちた仕事

　伊藤看護師の「宇野さんの訴えを否定せず傾聴すること」のように、語りは看護師の業務そのものを表現しています。その仕事が語りによって学習に変換され、仕事だけでもなく、学習だけでもないラーニングフル・ワーク（学びのきっかけに満ちた仕事）として、看護が語られます。

　看護を語ることは、一見当たり前のようなできごと（正統的周辺参加）を語ることであり、日常のできごとである実践が、実は学びの場であり重要なのです。　　　　　　　　　　　　　　　　　　　　　　　　（東めぐみ）

引用文献
1）小玉香津子：看護学　小玉香津子講義集，ライフサポート社，2013，p.94-144.
2）中原明日香，奥薗夏美：PNS における暗黙知獲得に向けた気づきの言語化や共有化の実態，日本看護学会論文集 看護管理，2015，45，p.7-10.
3）パトリシア・ベナー編著，早野真佐子訳：エキスパートナースとの対話　ベナー看護論・ナラティブス・看護倫理，照林社，2004，p.152.
4）杉本厚子，堀越政孝，高橋真紀子，他：異常を察知した看護師の臨床判断の分析，北関東医学，2005，55（2），p.123-131.
5）ジーン・レイヴ，エティエンヌ・ウェンガー著，佐伯胖訳：状況に埋め込まれた学習　正統的周辺参加，産業図書，1993，p.130-140.

3 マインドセット

1 マインドセットとは

1) 2つのタイプ

　マインドセットは「心のあり方」とされ、マインドセットが固定的であるか拡張的であるかによって、その人の学習のあり方が決まるといわれています[1]。

　また、企業のマネジャーには2つのタイプがあり、「マネジャーはプロダクトもしくはゴールであり、これ以上自分の能力は伸びない」と思う人と、「マネジャーはプロセスであり自分の能力はまだ伸びる」と思う人がいると金井が述べています[1]。後者のマインドセットは「拡張型」であり、拡張型のマインドセットをもつ人は大人になっても学ぶことができ、成長できるタイプです。

　マインドセットは、家庭や学校で親や教師との相互作用によって形成されるものであり、いったんできあがったマインドセットを変えることが可能なのかどうかも検討されてきました。

　長い時間をかけてできあがったものであり、そう簡単には変えられないとはいえ、教育的にできることは、マインドセットを変えたいという人たちのための場を創ることです。

2) 看護を語ることでマインドセットを育てる

　これを看護実践に置き換えてみると、看護師は経験を積むことで看護に対する信念が育ち、それがマインドセットとなります。ある程度、経験を積むと自分に満足感が湧き、日々繰り返される実践は、小玉が指摘する「看

護実践をいつまでも同じレベルにおいておく」[2]ようになります。

　そうならないためには、拡張型のマインドセットを育てることが必要です。「看護を語ること」は「マインドセットを育てること」でもあることが、次の語りからうかがえます。

江口師長の語り：拡張型のマインドセット

　担当する部署で、患者が予想もしなかった回復をしました。私が語ったのは、患者のちょっとした変化や反応をキャッチして、「もしかしたら」と可能性を信じてトライしたことでした。それが患者の思いも及ばぬ回復を促し、家族とともに喜びを共有し合えました。

　私の語りの後で、他病棟で同じような体験をした看護師の語りが続きました。私もほかの看護師の語りを聴き、長い看護師経験の中で、卒後3年目で出会った患者のことを思い出していました。ケアをしている私たちは患者に励まされ、逆にパワーをいただいていることを実感しました。

　外来看護師の語りからは、外来での限られた時間の中で、何とか患者の思いに添いたいと頑張っている仲間の苦悩が伝わってきました。さまざまな語りによって、日頃、意識せずに行っているケアを語ることの大切さや意味を見出せることがある、それに気づかされると感じています。

　語り終わった後、「大変なことや悩むことはあるけれど、皆、頑張っているんだ」「看護の仕事っていいなと元気が出てくる」「語り合った者同士、普段は職場や立場が違い、交流も少ない人たちの連帯感のようなものが生まれている」と感じています。自分が経験していないことをスタッフの語りから聴くことで、師長として考え方の視野が広がります。先輩看護師の語りは、若い看護師にとっても参考になる内容だと思いました。

　私は看護師の語りを聴き、スタッフがどんな感情的体験をして何を感じているのか、迷っていることは何か知りたい、そのために、若い看護師が自由に話せるように「聴く姿勢」を心がけています。時には、語りたいことがあってもうまく整理できず話せないこともあるでしょう。そんなときも「話せてよかった」と思えるような環境にしたいと心がけています。

3) 看護師として成長する手掛かりに

　江口師長は「自分が経験していないことを語りから聴くことで、考え方の視野が広がる」と、新たな視点を得ることができると述べています。また、「スタッフがどんな感情的体験をして何を感じているのか、迷っていることは何か知りたい」と、師長としても学ぶことができる場であることも

語っています。

そして、「語り合った者同士、普段は職場や立場が違い、交流も少ない人たちの連帯感のようなものが生まれている」という言葉には、看護を語るという他者との関係性において、マインドセットが形成されていることがわかります。さらに、看護を語るには看護師同士の信頼関係が必要であることもうかがえます。

看護基礎教育では、看護師として実践するための知識・技術・態度を学びます。国家資格を取得し、白衣を着て臨床の現場に立ったとき、看護の初学者から実践での初心者になり「何もできない」と感じる自分に直面します。

たしかに新たな環境、新たな人間関係（友達との関係から上司・先輩という関係性）などに直面しますが、それは成長していくプロセスを職場の同僚看護師と共有することでもあります。

ともに職場で実践をしている先輩看護師たちの看護実践の語りが、よりよい看護へと知識を生み出していくプロセスのひとつであると理解できれば、高度で複雑な看護の現象に力強く踏み込んでいけるのではないでしょうか。

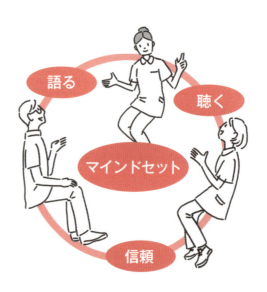

2 看護を語る風土をデザインする

　江口師長の「若い看護師が自由に話せるように「聴く姿勢」を心がけています。（略）「話せてよかった」と思えるような環境にしたい」という言葉は、教えよう、管理しようとする目線ではなく、「話せてよかった」という何らかの得るものを期待できることや、実践そのものが学びであることを伝えています。

　レイブ Lave, J. とウェンガー Wenger, E. は、メンバーが相互に学び合える職場を実践共同体（community of practice）と呼んでいます[3]。たとえばゼロックス社では、コピー機の修理技術をマニュアルではなくカフェ形式での語りから学んでおり、語り合った技術者たちはマニュアルや正規の研修での限界を物語りつつ、語りの場には意外性があると報告しています[4]。

　また、カフェ形式での語りは相互に学び合える実践共同体でありながら、「詳細を覚えていない」という体験を技術者たちはしており、私は大変興味深く思いました。

　中原らは、実践共同体における優れた管理者の役割を「自分一人で手取り足取り教えこもうとするのではなく、学びの順序を最適化し、メンバーが相互に先生役になれるような職場を創り職場を学習の場にすること」と述べています[5]。

　語りを職場の中に取り込み、実践共同体としての組織を創るとはどういうことかを伝えてくれています。看護管理者の役割は、看護師の熟達は優れた看護師にのみあるのではなく、看護師相互の語りの中で培っていくことを理解し、語りを通して自部署の看護師が成長できる風土をデザインすることではないでしょうか。

3 語りから対話へ—語りを聴くということ

　看護を語るとき、その語りを聴いてくれる江口師長のような存在が必要です。私がそのことに気づいたのは、「看護を語る会」の活動を行っていたときに、一緒に準備をしてくれていた同僚からの「聴く人がいるから語れる」との一言でした。当時の私は、看護実践を語る、つまり言語化して他者に伝えることばかりを必要だと思っていたのですが、同僚の一言によっ

て立ち止まることができました。20年も前のことです。

シャロン Charon は短編小説家の言葉を引用し「物語を聞き取ろうとすること（listen for stories）は、単に物語を聞くこと（listen to stories）よりも明敏さを必要とする」と述べています[6]。看護の語りを聴くということは、語られている内容に聴き手が参加することであり、そこでは情報を得るだけでなく物語が語られているのです。

語りは自己の経験を言語化することであり、内省が行われます[7]。経験の語りがすべて他者の役に立つわけではなく、また、経験は現場でしか積むことはできませんが、実践を語り、その語りを聴くという対話は、現場を離れても行うことができます。

Chapter I -2で述べたように、看護師の語りでは語り手にとって意味ある実践が語られており、実践から培った知識が存在しています。語りを聴く側は、他者の語りは自分に役立つ知識が見出せる場であると認識することが求められます。

語り手はまず表層側面から語り、だんだんと果物の皮をはぐように選択した内容となり、ついには話したかった核心にまでたどり着くといわれています[6]。その語りを承認することが聴き手による「聴く」という行為であり、その場にともにあるという対話なのです。

そして、看護を語り合う対話とは、看護師という職業を選択したことや、看護を行っている自分はいかなる存在なのかを考えることでもあると思います。

（東めぐみ）

引用文献

1）金井壽宏，吉野庸一：「一皮むける経験」とリーダーシップ開発—知的競争力の源泉としてのミドルの育成，一橋ビジネスレビュー，2001，p.48-67.
2）小玉香津子：看護学　小玉香津子講義集，ライフサポート社，2013，p.94-144.
3）ジーン・レイヴ，エティエンヌ・ウェンガー著，佐伯胖訳：状況に埋め込まれた学習　正統的周辺参加，産業図書，1993，p.130-140.
4）中原淳，金井壽宏：リフレクティブ・マネージャー　一流はつねに内省する，光文社，2009，p.188.
5）中原淳編著：職場学習の探求　企業人の成長を考える実証研究，生産性出版，2013，p.193.
6）リタ・シャロン著，斎藤清二他訳：ナラティブ・メディスン　物語能力が医療を変える，医学書院，2011，p.114-115.
7）陣田泰子：看護の証をつかむナース：看護実践論（8）看護の証を自己の実践論として生成し，看護を続けていくナースたち，看護実践の科学，2020，44（8），p.51-57.

4 支援者の存在

1 リフレクションの支援者

　ここまで、看護師にとってなぜリフレクションが重要なのかを述べてきました。個々の看護師が行う「セルフリフレクション」は、自分の看護の結果や、行為の意味・価値に気づくことで、エンパワーメントにつながる一方で、意図的にセルフリフレクションを行えるようになるには、研修や教育の場でリフレクションを支援する人の存在が必要です。

　看護実践は自分では気づきにくい一面があるため、支援者に問いかけられる経験を通して、無意識のうちに行われている行為を想起し、振り返ることができるようになります。

　研修でリフレクションを行う場合、支援者はグループワークにおいてファシリテーターの役割を担うことが多いでしょう。ここでは、新田らによる、リフレクション支援の構造である「基盤となる局面」「サイクルを進める局面」「深化を促す局面」の枠組みを参考に述べていきます[1]。

1) リフレクション支援の基盤

　リフレクション支援の基盤とは、リフレクションを行う看護師に向き合う姿勢を示すことです[1]。看護師の存在を価値あるものとして認め、受け入れるために、支援者自身が安定してリフレクション支援を行う必要があります。

①自分を整える

　自分を整えるとは、支援者が自分の感情や言動をコントロールし、看護師とともにその場にいることです。ともにその場にいることと同時に、ある程度の距離感を保つことが必要です[1]。

　看護師を緊張させることなくリフレクションを進められるように、支援

者が自分の力を信じ、看護師とともにその場に居続けて、粘り強く語りを聴く姿勢が大切です。その姿勢によって看護師は安心して実践を語ることができ、その場にいることができます。

また、語りを聴きながら、時には支援者の視点でフィードバックを行ったり、気づいてほしいことを丁寧に伝えたりすることを通して、看護師に成長してほしいと願う気持ちを持ち続けることも大切です。

②自分の指導を振り返る

村田は、看護師のリーダーシップの特徴のひとつに「専門職としてのリフレクション行動」を挙げています[2]。これは、自分自身の指導のあり方を常に振り返り、他者からの意見を求め、自らの教訓を活かしながら役割モデルを自覚した指導を行うことです。

具体的には「自分の指導についていつも振り返りをしている」「上司の意見を求めている」「手本になる先輩の指導を参考にして指導している」「自分が受けたつらかった指導経験を反面教師として教訓にしている」「自分たちの看護を振り返る場を創っている」「後輩育成の失敗体験を教訓にしている」「役割モデルであることを自覚している」などです。

2）実践を振り返る「思考のサイクル」を進める支援

実践を振り返る「思考のサイクル」とは、対象者が看護実践を振り返り、それがどういう実践であったのか考え、専門職として次の実践を見出すことです[1]。

松尾による、経験学習サイクルである「具体的経験」「内省」「教訓の引き出し」「新しい状況への応用」[3]と同様であると考えます。この支援がリフレクション支援の核心といえます。

看護師は、実践において患者を目の前にし、その状況を瞬時にとらえ行動します。そして、その方法で本当によかったのかと自分の行為を瞬時に省察し、行動の修正を行います。看護師はこれを行動しながら行っているので、意識しにくいのです。支援者はこの思考のサイクルをよく理解する必要があります。

リフレクションでは、この瞬時の行為を丁寧に想起し言語化していくため、困難が伴うこともあります。以下に、実践を振り返る「思考のサイクル」を進める支援を紹介します。

①看護師を専門職として認める

看護師を専門職として認めるのは当たり前のことです。しかし、経験年数が少ない看護師、技術的に未熟な看護師、自分たちの枠組みに沿わない

看護師を、どこかで「できない看護師」などと表現していないでしょうか。それらは、看護師をありのままに見ることの障壁になってしまいます。

　経験年数の少ない看護師は、専門的な知識や技術の未熟さを実感しています。異動や転職をしたばかりの看護師も同様です。それだけ、看護師の仕事は施設や担当科によって専門性が異なり、複雑で高度な判断や実践が伴う職業でもあるといえます。キャリア開発ラダーの考えの下、一人ひとりの看護師がそれぞれの発達段階にあることを認めることが、看護師を専門職であると認めることではないでしょうか。

　看護師を傍らで見守り、それぞれの発達段階において彼らが感じているつらさや苦悩を一緒に体験することで、看護師の孤独感の軽減を図り、看護実践を語り考え続けることを支援できます。そのため、支援者は看護師に敬意を払い、看護師の自己肯定感を高める必要があります[1]。

②自己の経験を具体的に話せるように支援する

　これは、看護師がどのような看護実践を行ったのか、その場にいるメンバーが想起できるよう、具体的に語せるように支援することです。ここで重要なのは、「なぜそう思ったのか」「なぜそう判断したのか」など、行動を起こした理由や判断を聴くことです。私はこれに付け加えて、過去に同じような状況を経験していないか聴くことを心掛けています。なぜなら、看護師の判断は、以前の看護経験が基盤になっていることが少なくないからです。

　看護師が自分の経験を話すためには、「聴く人」の存在が欠かせません。リフレクション研修を受けた新人看護師にとって、「新人看護師のペースに合わせて話を聴いてもらえた」ことが効果的だったことが明らかになっ

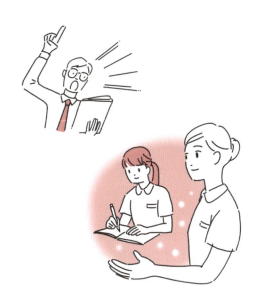

ています[4]。具体的には「しっかりと話を聴いてもらえた」「考えながら話すのをずっと聞いてくれた」「話すペースに合わせて全部聞いてから、自分の思いを話してくれた」などが効果的であるとされており[4]、これらは支援者の聴く姿勢に対する示唆を与えてくれます。

③看護実践に伴う思考を深めるように働きかける[4]

これは、「患者の反応や気持ちを汲み取るような助言」「何かひとつの答えを出すというよりは、この行動がどうであったのかというところを深めてくれるやり方」などを指します。新人看護師はこれらを効果的であるととらえており、答えを導くような支援ではなく、行動の意味を一緒に考える支援が求められているといえます。

④看護師の行動を承認する

リフレクションの効果のひとつに「自己の行為の結果に気がつく」ことがあります[5]。翻って考えてみると、それだけ看護師の仕事は、「こうやったからうまくいった」というような確信がもちにくいものといえます。

新人看護師は「話を聴くしかできないと書いたが、〈それが一番大事なのではないか〉と支持されたこと」が効果であったととらえていました[5]。新人も含め看護師にとっては、自身の行動や判断を「それでよかったのだ」と承認してもらえることが、次の実践への自信につながります[6]。

支援者は一人ひとりの看護師の状況をとらえて、その看護師に合った助言を行うことが必要だと思います。

⑤行動に導く

これは、看護実践を語り合う中で気づいたことや、今後活用したい・活用できると思ったことを言語化し、行動につなげる支援です。

このときに重要なのは、「組織を変革する」「システムを変える」というような大掛かりなことではなく、今日学んだこと、気づいたことを、明日の実践でどのように行動に移すかという、実行可能な行動を一人ひとりの看護師に考えてもらうことです。この「行動の発見」が次の看護実践につながり、さらにリフレクティブな実践につながります。

2　リフレクション支援の実態

1）支援者の悩み

近年、リフレクションは多くの医療施設や教育機関で推進されるようになりました。しかし、「リフレクション支援をどう行ったらいいのか悩んで

いる」「支援者の育成が課題である」などの声が多く聞かれます。リフレクションを推進するためには、「支援者の育成」が大きな課題であると考えています[7]。

　また、支援者の悩みに耳を傾けていると、「看護師の思いを引き出すことが難しい」という言葉をよく聞きます。リフレクションでは、看護実践を語り、その語りから次の実践に役に立つエピソードを見出し、行われたケアの意味を探求していきますが、そのときに必要なのが、「看護師が自分の経験を物語る」という行為です。

　支援者は、看護師に語ってもらいたいという願いから「思いを引き出す」ことが役割だと考え、支援者自身が新たな支援方法を模索しているのではないでしょうか。

　私たちは、指導的立場の者が「教える」役割を担うのが学習支援であると長く教わってきました。それは大切なことですが、教えるだけではなく、「学習者の学びを支える」ことも重要な役割です。

　臨床では、長く知識伝授型の一方向の指導型が主流でしたが、こうした指導方法では、看護師の退職率が増えたり、看護にやりがいが見出せない人たちが増えたりするといわれています[8]。

2)「経験を引き出す」という新たな支援方法

　三輪は、自己決定や経験を「引き出す」役割をもつ学習支援者のことを、「ファシリテーター」としています[9]。リフレクションの支援者は、すでにこの新たな支援のあり方に気づき実践しようとしていますが、看護師の思いを「引き出す」支援方法についての教育を受けていないことが多いでしょう。ショーン Schön は、自分の経験では対応できないことが起きると行き詰まりを感じることがあると述べています[10]。

　支援者自身が「自己の思いを語れる（引き出される）教育的な支援」を受けていないため、自分の経験を活かすことができずに困難感が生まれているのだと思います。看護師が自己の経験や思いを物語るということは、言語化に至っていないものを語ってもらうことですから、支援者は看護師に何をどのように語ってもらうか、その支援方法を学ぶ必要があるでしょう。また、看護師が自己の実践を物語るとき、「この人にだったら」あるいは「この場であれば」話してもよいという話し手としての判断や、何を話すかという選択も行われます。

　ここで注目したいのが、他者による問いかけや問い直しです[11]。「看護師

の思いを引き出すことが難しい」という言葉は、問いかけや問い直しについて考えていくことの重要性を示唆しているともいえます。

3）「わざの言語化」への支援

「対話」によって紡ぎ出される語りは、看護師が行っている「わざの言語化」であり、単なる経験談ではなく「わざの伝授」です。

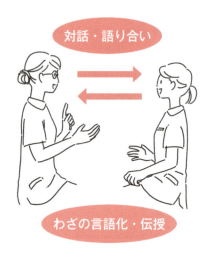

ここで、ある美容師の言葉から「わざ」について考えてみましょう。
「美容も技術、技術というけれど、カットが何ミリ違ったという世界ではないと思うのです。お客さんが認めてくれる、ああこの人上手だなって。お客さんという生きたものの上に作っているわけです。そのお客さんのことを考えて似合うように作ってあげたり、いろいろ聞きだしてこんなのは嫌だろうな、それじゃあこうしてあげようかなと、やはり心の部分がつくる世界です」[12]

看護と同じく、人を対象とした国家資格有資格者の美容師の言葉にハッとします。

看護実践ではどうでしょうか。看護師の患者への支援は、患者の病気体験に寄り添うことです。看護師は、患者の「今、ここ」でのつらさや悲しみといった、体の病んでいる部分のみではなく、それに伴う障害や治療によって、生活がどのように障害され、あるいは変容しているかを見定め、患者がその人らしく自律（自立）できるように支援します。

看護には、洗髪、採血、口腔ケアなど多くの技術があります。看護師がこれらの技術をどれだけ所有しようとも、病気による患者の体験に近づき

共有しない限り、技術は単なる知識にすぎなくなってしまいます。

そもそも看護技術は、ひとつの技術を患者に適用しているのではなく、技術を通してその人とかかわっているのです。看護における「わざ」とは、科学的知識を踏まえると同時に、患者も看護師も身体をもち、行為の主体となって実践することとされています[12]。

これまで私たちの先達が、ナイチンゲールの「看護はサイエンスであり、アートである」[13]という言葉をもとに、長い時間をかけて看護技術について検討を重ねてきました。これらの看護技術の検討があったことを踏まえて、私は「看護のわざ」とは「患者の病気の体験への共感と、科学的知識とを基盤に、この患者にとってよりよいことは何かと対話をしながら、患者とともにある行為」と考えています。

この重要性を理解したうえで、問いかけたり話を聴いてくれたりする支援者や仲間の存在が必要です。看護師が、信頼できる支援者に自分の語りを理解してもらえたと実感したときに、深い共鳴が起こると考えます[6]。

3 看護師と支援者が互いに学ぶ機会

私は臨床で、看護師のキャリア支援を長く担当してきました。多くの看護師は学ぶ意欲が高く、もっとよい看護を提供したいという志をもっており、勉強熱心です。

一方で、患者に寄り添ったケアを提供し看護実践を積むうちに、そのケアが質の高いものであってもそのことに気づかなくなり、むしろ「当たり前のことしかしていない」と思うようになります。これが続くと、日常の看護実践によどみが生じ、「いつも同じケアしか行っていない」とネガティブに感じるようになります。

看護師は同じような状況を繰り返すことで多くのパターンを学び、熟練していくと考えられるため、もったいないことだと思います。

経験豊かな青木看護師の語りを紹介します。

青木看護師の語った糖尿病患者の言葉

ずっと気になっていた患者さんの言葉があるんです。糖尿病の患者さんが「糖尿病と診断されたとき、医師から血糖をコントロールしていれば普通の生

活ができるよと言われた。でも、そんなの全然違った。カロリーの制限、仕事を休んでの受診、インスリンの注射。これって全然、普通の生活じゃない。血糖コントロールができないと普通の生活も送れていないってことですよね。普通の生活ができないから私はダメな人間なんです」とおっしゃった。

　看護面談で伝えられたとき、ショックだったんです。糖尿病看護に関する資格も取って、患者さんに寄り添ってケアが提供できていると思ってきたのですが、私の信念を揺るがす言葉だった。……糖尿病の患者さんは、いわゆる普通の生活を送っていない。私も血糖コントロールをすれば普通の生活ができますって、よく伝えていて、看護師としての自分がダメだなあって思って……。

1）患者はなぜ、自分の現状や思いを看護師に伝えられたのか

　糖尿病看護を長年実践してきた私も、ハッとする言葉でした。青木看護師は、ずっとこの言葉が心に残っていたとのことでした。この語りから、青木看護師が患者のために頑張っていることが伝わり、何とか前向きになれるようにその言葉の意味を一緒に考えたいと思い、必死で考えを巡らせました。

　そのときふと浮かんだのが、恩師の「困ったときは現象に戻れ」という教えです。青木看護師を勇気づけるには、現象に戻って考えるのがいいと思いました。そこで、「この言葉を患者さんが話してくださったとき、どういう状況だったのか教えてほしい」と伝えました。この言葉を患者が看護師に話せたことそのものに、重要な意味や価値があると考えたからでした。

2）患者が言葉を表現する前に看護師のかかわりがある

　青木看護師は「えっと……」と思い出しながら、患者の状況や場面を語ってくれました。私は、そのときの状況を想起しながら語ってくれた青木看護師の言葉のはしばしから、「何もできなかった」と悔いているように感じて、次のように伝えました。

青木看護師のリフレクションへの支援

支援者（私）：青木さんがそのようにかかわっていたから、患者さんはその思いを話してくださったのではないでしょうか。話してくださるまでに何ら

かのケアがあると思います。
青木看護師：（驚いた表情で）患者さんがこの言葉を話してくれたことが、私が行ったケアの結果だと思ったことはなかった。これもケアだったんですね。
支援者（私）：そう思います。この言葉を話せたことが、青木さんが行ったケアによる患者さんの変化であると思います。話せたことが患者さんにとってどういう意味があったのか、考えるとよいと思います。患者さんが自分のそのような思いを話せる医療職はそうそういないと思うので、患者さんにとって青木さんは、自分の思いが話せる拠り所だったのではないでしょうか。

3）印象に残る患者の言葉と、印象に残らない看護師の実践

青木看護師はその後、患者との対話の場面を語り始めました。私にとって、青木看護師とのやり取りをどのように進めたらいいか考える時間でした。看護師には患者の言葉は印象に残りますが、なぜ患者がそのことを話せたのか、自分がどのようなかかわりを行ったからなのか、ということには無意識であることが伝わります。

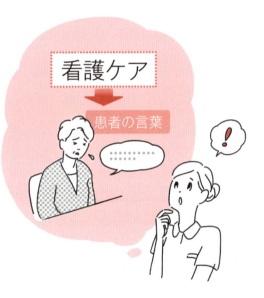

私のとっさの問いかけは、「看護は対話である」との教えから、患者の言葉は看護行為による変化を表しており、その前には何らかのケアが存在しているという考えから着想しました。そして、看護師の実践にどのように意味をもたせていくかを学んだ機会となりました。

青木看護師は「患者さんがこの言葉を言えたことがケアだったと伝えてくれたとき、涙が出そうだった。いろんな人と検討をしてきたけれど、ケアであるとの話は出たことがなかった。ケアだったんですね」と自己の看護を認めることができました。「何もできなかった」という無力感から少しでも解放された一瞬だったのではないでしょうか。リフレクションへの支援を考えるときに重要な一事例だと思っています。

（東めぐみ）

引用文献

1) 新田桃子，景山雪姫，奥田玲子：新人レベル看護師の臨床におけるリフレクションの様相　卒後3年目看護師へのインタビューから，米子医学雑誌，2022，73(1-3)，p.11-20.
2) 村田由香：中堅ジェネラリスト看護師のリーダーシップに関する研究，広島大学大学院人間社会科学研究科紀要，総合科学研究，2020，1巻，p.33-35.
3) 松尾睦：職場が生きる　人が育つ「経験学習」入門，ダイヤモンド社，2011.
4) 武藤雅子，前田ひとみ：新人看護職に対する複数回の臨床体験のリフレクション支援の効果，日本看護科学会誌，2016，36，p.85-92.
5) 田村由美，津田紀子：リフレクションとは何か　その基本的概念と看護・看護研究における意義，看護研究，2008，41 (3)，p.171-181.
6) 東めぐみ，河口てる子：看護実践の語り合いによる看護師の気づきと行動　看護実践を語る会を用いたアクションリサーチ，日本看護科学会誌，2022，42，p.91-100.
7) 東めぐみ：経験から学ぶ看護師を育てる　看護リフレクション，医学書院，2021.
8) 間瀬照美，境美幸，荒巻東香：リフレクションの活用で創造性豊かな看護を，看護，2020，72 (6)，p.73-77.
9) 三輪建二：わかりやすい省察的実践，医学書院，2023，p.68-69.
10) ドナルド・A・ショーン著，柳沢昌一，三輪建二監訳：省察的実践とは何か　プロフェッショナルの行為と思考，鳳書房，2007.
11) 前掲9)，p.69-71.
12) 生田久美子，北村勝朗編著：わざ言語　感覚の共有を通しての「学び」へ，慶應義塾大学出版会，2011，p.135-142.
13) F．ナイチンゲール著，湯槇ます監修：ナイチンゲール著作集，第2巻，現代社，1974，p.87.

看護リフレクションの「場」のつくり方

Chapter I

5

1 看護リフレクションの「場」とは

1）経験からの知恵を創出する場

　デューイ Dewey は「リフレクションが確保されて初めて経験の質が上がる」と述べています[1]。中原によると、デューイは教育学の中で最も尊敬される研究者であり、最も誤解され、批判された研究者でもあります[2]。経験は非科学的であるとされ、経験や経験からの知恵は長い間、科学として認められてこなかった歴史があるからです。

　リフレクションは経験学習の中核概念であり、コルブ Kolb の経験学習の理論によると、リフレクションによって実践から知恵を確保できます。経験からの知恵を創造するためには、実践を言語化し、次に役立つエピソードを抽出するステージが重要であり、それがリフレクションであるということです[3]。

　ここでは、経験からの知恵を創出する「リフレクションを行う場」について考えます。

　川島は、看護実践を語る意味について「一人の看護師が語る一つのナラティブは、確かに一回限りのものであっても、そこから引き出された教訓は、自己の他の看護場面に適用できる」「語ることを通じて、潜在化されていた問題意識が顕在化し、実践的知識を生み出す」「経験を語る文化のなかで、経験の未熟な看護師らも、自らの経験を流さず注意深く洞察する習慣や、他人の経験から学ぶ姿勢を身につけることができる」と述べています[4]。

　先に紹介した経験学習の考え方と同じであると考えます。

　経験学習で大事なのは、行動することです。ただし、やみくもに行動す

るのではなく、経験した実践から次の実践に役に立つエピソードを見出すことが必要です。ただ単に既存の知識を覚え込むのではなく、次の実践で役立つエピソードを「個々の看護師が見出す場」をいかに創り出していくかが重要であると考えます。

野中は、「行動から新しい知識を創造する繰り返しによって、イノベーションが生まれる」と述べています[5]。

日本の企業では、組織の中でメンバーの知恵を育もうとする取り組みが絶え間なく行われてきました。たとえば、パナソニックがかつて開発した家庭用ベーカリーは、ある有名なホテルのパン職人の技を見学したことから生まれました。職人のパン作りを観察し、言語化し、社内で共有することで、広く社会に喜ばれる製品が生まれたのは有名な話です。

このように、家庭用ベーカリーが生まれたのは偶然の産物ではなく、実践から知恵を創造し、さらに実用化したからです。この過程にはイノベーションを起こすのは人間であるという認識があるといわれています[5]。

同様に、看護師はいつも先輩や同僚の実践から影響を受けています。臨床には看護師たちが集まっていますが、こうして職場をともにすることは、常に先輩看護師や同僚が「そこにいること」でもあります。前田は「自分が意図的に探ろうとしなくても」「その場に身を置くこと」が看護師の学習の特徴であると述べています[6]。日常業務において自然に学び合っていることに気づくことが重要です。

2) 相互交流から洞察を得て新しい意味を創出する場

「場」とは「人と人との関係が築かれ、相互交流が生じる環境のこと」です。日本で生まれた概念であり、日本で洗練されました。場に集まった人々は情報を共有し、「いま・ここ」の関係を築きます。また、「場」への参加は常に「自発的なもの」であるとされます[7]。

「場」を築く方法は、喫煙室、社員食堂、カフェや会社主催のスポーツイベントなどがありますが、一方で、社内のすべてのイベントや相互交流が「場」になるわけではなく、「何らかの形で知識を創造する相互交流がなくてはならない」とされ、目的と物事の流れ（文脈）が社員間で共有され、新しい洞察が得られたり、新しい意味が創出されたりします[8]。

3) 学び合う場をつくる理論的背景

共同作業の中であらゆる障害を取り去り、個人が自律性をもって相互の関係において学んでいく「場」[9] について考えてみます。

近年の医療現場を取り巻く現状は、ゆるぎない知識でゆるぎない答えを見つけ出せるような環境ではないといわれています。また、多様化・複雑化する医療の現場において、ひとりの看護師の経験がすぐに応用できる状況でもなく、看護師は知識が役に立ちにくい問題、答えがないかもしれない問題に直面しています。

病院には、知識・感性・経験、そして基盤とする理論の異なる専門家が集まり、問題に立ち向かい、患者のニーズに応えています。

看護師には、看護実践を語り合うことで刺激し合い、理解し合う「対話による学習モデルの活用」が求められています。このような学習方法は、1980～90年代に、複数の学習者（看護師）が集まりコミュニケーションをとって学び合う協調学習（Collaborative Leaning）として提唱されました。

職場のメンバーが実践を通じて切磋琢磨し、教える／教えられるという関係ではなく相互に学び合うコミュニティをつくることで、困ったときはお互い様の助け合いの文化が生まれます。

マニュアルや研修だけでは、職場での学びを推進するには限界があります。「鋳型にはめる」と「力を引き出す」は矛盾するものではなく、段階に応じて前者から後者へとウエイトが移っていくことが重要であり[10]、学びの場をつくることが求められているといえます。

2　看護の語り合いの場の実際

1)「看護実践を語る会」の紹介

ここではA病院B病棟での、語り合いの実際を紹介します[11]。私は研究者として、この「看護実践を語る会」に参加していました。

ある日の「語る会」で、中島看護師（10年目）が「処置を受けたがらない患者」について語りました。中島看護師は患者に理由を聞き、処置を行う環境を工夫することで、患者から了承を得て処置を行うことができました。

根本看護師（2年目）はこの語りから、日頃の実践で患者の思いを聴い

ていなかったことに気づき、その後の実践で「食事をとらない患者」にかかわった際、食事をしない理由を意図的に聴き、次の「語る会」でその実践を語りました。

　根本看護師の語りを聞き、先輩看護師である中島看護師と二階堂看護師（10年目）は「理由を聴くことができてすごいね」と認めました。一方、ふたりは根本看護師の語りから、後輩看護師は悩みをチームに発信できていないのではないかとの気づきを得ました。その後、この気づきは「カンファレンスで困ったことはないか問いかける（二階堂看護師）」という新たな行動につながりました。その結果、根本看護師は「考えていることを先輩に話せる」ようになり、2年後には「困っていることを話し合う時間を仕事終わりにもつ」病棟の取り組みへと発展しました。

2）先輩の語りから、後輩が自分の実践を振り返る

中島看護師が語った「皮膚生検後の患者」とのかかわり

中島看護師：患者さんにシャワー室で創洗浄を行うと伝えると「やりたくない」と言ったため、理由を確認しました。「シャワーは寒いからいやだ」との理由を話してくれました。それならと、寒い思いをしないで処置ができる方法を考えました。医師の指示は傷をシャワーで洗い流すことであり、洗い流せばシャワー室でなくてもよいと考えました。蒸留水を温めて、シーツが濡れないように工夫しベッドサイドで行いました。

二階堂看護師：患者さんにいやな思いをさせないように温めた配慮がすごい。

研究者（私）：中島さんは、なぜこの実践ができたのですか。

中島看護師：いやなことを体験して、入院したくないとおっしゃった高齢者が過去にいました。（患者さんのいやだという）信号をくみ取りたかった。

研究者（私）：いやだという信号をキャッチするケアですね。

中島看護師：（うなずき）医師、看護師、患者がよしとする方法ができたから、その名前しっくりきます。みんなならどうする？

根本看護師：私は、処置は医師の指示通りに実践するもので、工夫する発想や、患者さんのいやだという理由を考えたことがなかったです。蒸留水を温めたことは心遣いだと思いました。

中島看護師の語りを聴いた根本看護師の思い

　中島さんの語りが一番印象に残りました。私は2年目で、医師の指示通りに処置などを行うことで一生懸命です。中島さんのようには思いつかない。中島さんは暖かい病室で蒸留水も温めて、水の受けもベッドが濡れないように工夫していることがわかりました。「語る会」に参加すると、先輩の経験を学ぶことができて、実践での選択肢が増えると思います。

どういうことが起きていたか

　中島看護師は創洗浄をしたくないという患者の思いをキャッチし、その思いに沿って洗浄方法を工夫した実践を語ることで、根本看護師に「いやだという理由を患者に聞いたことがない」との気づきをもたらしました。また、根本看護師は「中島さんのように患者の理由に気がついたり、処置の方法を工夫したりすることが思いつかない」自分に気づき、語りを聴くことが「先輩の経験から学び選択肢が増える」ことを経験しました。

3）先輩の語りから気づいたことを実践に活かす

根本看護師が語った「1型糖尿病の患者」とのかかわり

根本看護師：患者さんはエレンタール®が始まると食事をしないため、血糖コントロールが悪くなると思いました。「語る会」で中島さんの語りを聴いて、患者さんがいやだというときには理由があることを学びました。食事をとらないために低血糖を起こす患者さんがいるので、朝、患者さんと話す時間をつくりました。話をしてみると、患者さんは食事をとらない理由を「エレンタール®のコーヒー味が気に入り、食事が進まないと飲めるので食事をとらない」と話してくれました。低血糖を起こしていることが心配であることを伝え、「エレンタール®は治療ですから、ずっとは飲めないんです」と説明しました。患者さんは「わかったよ。食事をするよ」と言ってくれました。そのあと、患者さんは食事を完食し、そばにいた私に「頑張ったでしょう」と合図を送ってきたので、「すごいですね」と伝えました。その後も、食事の全量摂取は継続され、低血糖の改善につながりました。
二階堂看護師・中島看護師：（感心して）へ〜え。

根本看護師が患者に理由を聞いたときの思い

　患者さんと話していて、「なぜ、食事をとらないか」の理由を聴いてなかったと気がつきました。患者さんの行動には理由があるから、理解することが大事だと思う。患者さんがどういう状況にあるのかを聴くことで、患者さんを理解でき、看護につながっていくのかなって感じました。

どういうことが起きていたか

　根本看護師は中島看護師の実践を聴くことで、「患者の理由を聴いていなかった」と気づきました。根本看護師は患者とのかかわりにおいて、「語る会」での気づきを反芻したことが「理由を聴く」という行為につながりました。
　この事例の2年後には、「新たな取り組みとして、困りごとを話し合う時間を仕事終わりにもっている（中島看護師）」「どの年代とも一緒に話し合うことを大事にしている（根本看護師）」「問いかけから語りの発展をファシリテートできるようになった（二階堂看護師）」という変化がありました。

4）看護実践を語り合い、気づきを得て次の実践に活かす

　「語る会」の終了後、3人の看護師はスタッフと語り合いを行い、「仕事終わりに困っていることを話し合う時間をもつ」ことや「問いかけから始まり、語りの発展をファシリテートする」ことなどを行っていました。これらの語り合いは、通常のカンファレンス、退院調整時、仕事終わり、忙しい実践中に気になったことや困りごとがあったときなど、さまざまな場を活用していました。これらは特別なものではなく、普段みられる機会です。
　こうした語り合いは、看護師に変化を起こすとともに、振り返る方法や問いかけなど、語り合いを発展させる方法を学ぶこととなり、B病棟の話しやすい雰囲気や場をつくることにつながり、普段の機会が意図的な語り合いの場となったと思います。

3　看護師の成長につながる場

　経験を積めば誰でも、中島看護師のように「創洗浄がいやだ」という患者の理由に気づけるかというと、そうではないといわれています。看護師

が経験から学ぶためには「学習の機会を求める」能力が必要です[12]。

　事例で紹介した3人の看護師は、「語る会」で実践を語ることによって学習の機会を得たと考えます。中島看護師のエピソードは「あのときはこうだったからこうした」と言語化されることで、直接的な経験が内的な経験となり、経験から得た知恵として[13]、根本看護師に伝えられました。

　複数の看護師による「実践を語り合う言語化の作業」は、実践からの知恵の受け渡しとなり、その役割を果たしたのが「語る会」であったと考えます。他者・集合を介して行われる内省（Collaborative Reflection）は、参加者それぞれが課題達成のために知恵を活用して、新たな行動を起こす場となっていました。これは、野中が示した「場」であると考えます。

　「語る会」では、相互交流から新しい洞察が得られたり、新しい意味が創出されたりしていました。また、「語る会」は、知識の実践者である看護師のコミュニティを拡大させる原動力にもなっており、「場」であるといえるでしょう。
（東めぐみ）

引用文献

1) ジョン・デューイ著，市村尚久訳：経験と教育，講談社，2004.
2) 中原淳，金井壽宏：リフレクティブ・マネージャー　一流はつねに内省する，光文社，2009.
3) Kolb, D. A.：Experiential Learning：Experience as the source of learning and development, Printice Hall, 1984.
4) 川島みどり：看護を語ることの意味，看護の科学社，2007, p.11-12.
5) 野中郁次郎，竹内弘高著，梅本勝博訳：知識創造企業（新装版），東洋経済新報社，2020.
6) 前田幸子：「わざ言語」が促す看護実践の感覚的世界，生田久美子，北村勝朗編著：わざ言語　感覚の共有を通しての「学び」へ，慶應義塾大学出版会，2011, p.153.
7) 前掲5)，p.252.
8) 前掲5)，p.273.
9) 野中郁次郎：知識創造企業，ハーバード・ビジネス・レビュー編，ナレッジ・マネジメント，ダイヤモンド社，2000, p.38-68.
10) 中原淳，金井壽宏：リフレクティブ・マネージャー，光文社，2009.
11) 東めぐみ，河口てる子：看護実践の語り合いによる看護師の気づきと行動　看護実践を語る会を用いたアクションリサーチ，日本看護科学会誌，2022, 42, p.91-100.
12) Spreizer, G. M., McCall, M. W., Mahoney, J. D.：Early identification of international executive potential, Journal of Applied Psychology, 1997, 82(1), p.6-29.
13) 松尾睦：経験からの学習，同文舘出版，2006.

Chapter II

看護リフレクションの支援

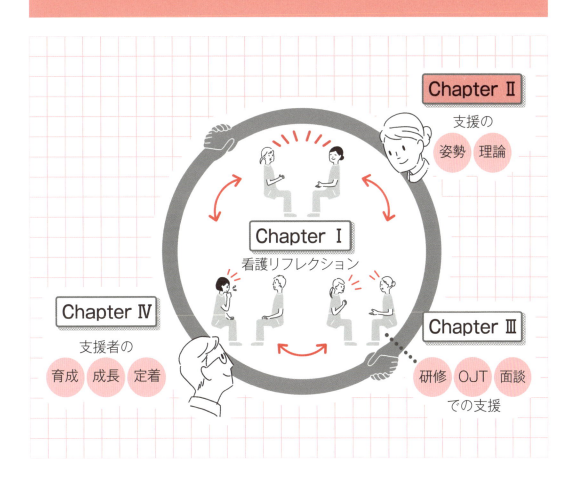

1 支援の基本姿勢

1 本書での「支援」とは

　東は、「リフレクションとは単なる反省や振り返りではなく、「意図的に実践を振り返る」という探求的な思考によって、経験から得た知識を自ら獲得していくプロセス」[1]と述べています。本書での「支援」とは、意図的な実践の振り返りを通して、経験から得た知識を看護師自ら獲得していくプロセスの支援を表します。

　看護リフレクションを推進する支援者には、このプロセスを支えることが求められます。なお、支援者は看護師に対して意図的に支援することが求められるため、自身もリフレクションを経験したことがある人が望ましいでしょう。

1)「経験からの学び」を支える存在

　看護実践をリフレクションするうえでは、看護を振り返り、経験からともに学ぶ支援者の存在が欠かせません[2,3]。自分が自分に気づくためには、他者の存在が不可欠であり、相互に信頼し合う関係から新しいものの見方が生まれ、それまでとは違った目で、ものごとの意味を発見するといわれます[4]。

　現場では、プリセプターをはじめ、指導的立場にある人や管理者がリフレクション支援に携わっていることが報告されています。こうした支援者を活用することで、看護師の「経験からの学び」への取り組みを組織で支えていくことが、人材育成では重要になります[5]。

　鈴木は、「支援者のかかわりによる支援対象者への影響は大きく、リフレクションが深まると、対象者は自分自身の前提、価値観に気づき、深い学び

を得ることになる」と述べています[6]。まずは支援者自身のレディネスを整えること、「学習」とは何か、どのように「学習」を進めていくのかを理解していることが必要です。学習を「問題解決法」としてとらえてしまわないように気をつけましょう。

2）看護リフレクションの支援者の役割

リフレクション支援は、How To やアドバイスを伝えるのではなく、看護師の「内発的な語り」を呼び起こす問いかけが何より大切です。たとえば、「このとき、あなたはどんなことを感じて、考えたの？」「あなたは患者さんのどういうところから、そのケアが必要だと考えたの？」など、主語を看護師にするとよいでしょう。

看護師の「思考の根拠を意識化する問いかけ」によって、無意識の学びが意識化され、根拠ある実践であるという意識が生まれるからです[2]。

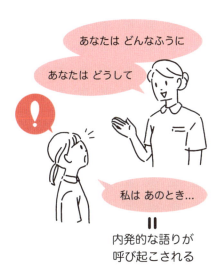

この「自己への気づき」がとても大切で、自分自身の性格や信念、価値観、特性、強み、弱みを意識することでもあり、ものの感じ方や考え方の特徴を含め、自分自身を知ることにつながるといわれます[7]。

3）リフレクション支援のカギ

松尾は、経験学習の成否を左右するリフレクションに焦点をあて、ギブス Gibbs のモデルを参考に、①事実の確認、②共感、③評価の3ステップに沿って、リフレクションにおける成功事例と失敗事例の特徴を明らかにしています[8]。

成功事例において、①事実の確認のステップでは、〈具体的場面を語らせる〉〈どのように考え行動したかを聞く〉〈本人の言葉で語るまで待つ〉などを挙げています。失敗事例においては、〈十分な時間がとれない〉〈話を聞く前に問題を指摘する〉〈言語化できない部下を待てない〉などを挙げています[8]。

②共感のステップでは、成功事例の〈リラックスさせ感情を表出させる〉〈うなずき、反復し、否定せずに聞く〉などに対して、失敗事例では、〈ネ

ガティブな感情のために共感できない〉〈発言に納得できず共感できない〉などを挙げています[8]。

③評価のステップでは、成功事例の〈自分の問題に気づいた点を評価する〉〈よい点を伝えてから改善点を伝える〉などに対して、失敗事例の〈課題や問題点のみを指摘する〉〈よい点を見る気持ちになれない〉などを挙げています[8]。

これらより、リフレクションを支援するうえで、時間の確保、感情マネジメント、傾聴スキルなどが求められますが、特に自身の感情マネジメントがリフレクション支援の成否を左右するといわれています[8]。

2　支援における基本姿勢

支援者には、看護師の実践経験に敬意を払い、その経験のリフレクションについて理解しようとする態度と姿勢が求められます。これは、自他の実践を問題解決思考で評価しそうになるいつもの癖に自覚的になり、意識してその癖を棚上げし、実践の内側にある意味や価値をともに探求し続けようと努める支援者の具体的なかかわりにほかなりません。

ここでは、看護師の自律性を高め、相互に学び合う場を支援するうえで支援者に求められる姿勢や態度について考えていきます。東が明示している、看護リフレクションに必要なスキルの5つのポイントに沿って、以下に紹介します[9]。

1）志とおおらかさを忘れない

支援者は、自分なりの「志」や目標をもち、それを探求しようとする姿勢をとることが大切ですが、自分の意見や思いを学習者である看護師に押しつけないように気をつける必要があります[9]。対話の場で出された考えや意見を尊重するおおらかさが大切であり、豊かな学びの場をつくることにつながります[9]。

アドバイスは支援者の価値観や評価を含み、看護師の自ら学ぶ力を抑止してしまうことがあります。その看護師が何を感じ、考え、学ぼうとしているのかに関心を寄せ、問いかけ、聴くことに徹し、「気づかせる」のではなく、看護師が自ら「気づいていく」プロセスを支援します。

2）学習者である看護師を信頼する

　学習者である看護師は成人です。一人ひとりが臨床経験を通じた自分なりの意見や考えをもち、組織や医療に貢献したいという思い、成長したいという願いをもっています[9]。問題解決思考の教育を受けてきた看護師は自分の物差しでとらえがちですが、学習者である看護師を信頼し、ありのままに受け容れることが支援者の基本姿勢といえます。支援者が看護師をありのままに受け容れることができたとき、看護師も支援者に対してありのままを表現できます。

　新田らは、リフレクション支援の基盤とは、リフレクションを行う看護師に向き合う姿勢を示すことと述べています。支援者はリフレクションを行う看護師に寄り添って伴走します。この姿勢によって、支援者自身が看護師の存在を価値あるものとして認め、安定してリフレクション支援ができるようになります[10]。

3）十分な事前準備を行う

　看護師のレディネスを踏まえ、アウトカムなどを設定します。椅子や机の配置など会場の雰囲気づくりも含めて、場のデザインを行うことも大切であり、対話の促進につながります。

　対話を促進する基盤として、「安心して看護を語る場」が報告されています[6]。他者の反応に怯えたり、羞恥心を感じたりしてしまえば、自然体の自分をさらけ出すことはできないでしょう。リフレクション支援を行う際、議論の場ではなく、対話の場となるよう心理的安全性を保つことが大切であり、対話を大切にする気持ちと謙虚さが求められます[9]。

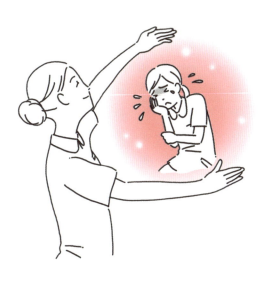

　心理的安全性は、普段の部署やチームのコミュニケーションやケアのパフォーマンスに大きくかかわります。ときに、このチームでは話しにくいという声を聞きますが、リフレクションの目的をもって集い、リフレクションに臨む態度をグラウンドルールとして最初に示すことにより、皆がそれを意識して対話を大切にすることができます。

　また、チームでリフレクションを行うことは、お互いの看護観を知る機会、その人となりを理

解する契機となり、心理的安全性を高めることにつながります。

4）プロセスを手放さず、コンテンツに引きずられない

　看護師がつくり出す対話のプロセスに伴走し、発言や参加を促したり、話の流れを整理したりすることで、相互学習や理解、協働、合意形成を支援します[9]。すべての意見に対して冷静に向き合い、対等に接することが求められます[9]。これは、思う以上に難しいスキルです。

　思わぬ方向に話題の内容がずれたり、白熱したりしたときにも、支援者はこの場でのリフレクションの目的を絶えず意識し、そもそも何を話していたのかについて話題を引き戻します[9]。

5）メタスキルを意識する

　「メタスキル」とは、あるスキルを用いるときの支援者の態度や姿勢、感情のことをいいます[9]。東は、これを看護リフレクションでの対話のプロセスに置き換えることを提案しています[9]。支援者は、伴走する自身の無意識的な姿勢や態度が、看護師に影響を与える可能性があると認識し、その姿勢や態度の基盤となる自身の感情に意識的であることが大切です[9]。

　一方で、支援者自身もこのプロセスから学んでいます。看護師が語る内容や姿勢に対して、支援者に何かしらの感情や葛藤が沸き起こるとき、それを意識化して重要なシグナルとしてとらえます。その感情や葛藤の理由・意味について考えることで、自分が抱えている問題に気づくことができ、さらにその中に答えを見出せる可能性が開けます。

　この意味で、支援者が看護師との対話を通して自分の感情も大事にすることで、新たな気づきを得て成長していくといえます。

3　リフレクション支援の現状と困りごと

　では、現場でみられるリフレクション支援の現状と困りごとはどんなことでしょうか。私たち（経験から学ぶ力を育む研究会）が行った日本看護管理学会学術集会での交流集会や、読書会に参加された方の多くが、看護管理者や教育担当者などリフレクション支援に携わっている方です。

　リフレクションが組織開発や人材育成に欠かせないものであると推察される一方で、現場では、管理者らが現場でリフレクションを取り入れよう

と考えても、「業務に追われ、リフレクションする時間がとれない」「リフレクションをして何につながるのか」「リフレクションのやり方がわからない」といった声があがることもあり、リフレクションを推進するうえでの困難さがみられます。

　なかには、リフレクションの教育を十分に受けたことがなく、自身もリフレクションを経験しないまま他者を支援しているのではないかという課題がみえてきました[11]。

　田村は、リフレクティブな看護師はリフレクティブな組織でないと育たないと指摘し、管理者自らリフレクションを経験し、学習する組織風土をつくることが大切だと述べています[7]。リフレクティブな思考はすぐに身につくものではないため、習慣化していく必要があります。

＊

　ここでは、リフレクション支援における支援者の基本姿勢と、現場でのリフレクション支援の現状と困りごとへの課題について述べました。支援者のリフレクティブな実践の姿が学び合う風土をつくり、看護師のリフレクティブな実践を高めることにつながります。看護師とともに支援者自らも価値を創造し、成長し合うことが大切だと考えます。

（岡佳子・山内典子）

引用文献
1) 東めぐみ：経験から学ぶ看護師を育てる　看護リフレクション，医学書院，2021，p.73.
2) 前掲1），p.78.
3) 青木由美恵：看護師における対話型グループ・リフレクションの認識，関東学院大看会誌，2014，1(1)，p.57-64.
4) 小林純一：創造的に生きる　人格的成長への期待，オンデマンド版，金子書房，2011.
5) 前掲1），p.78.
6) 鈴木康美：看護実践のリフレクションを深める支援に関する研究―Senge の学習する組織の観点から―，教師学研究，2020，23(2)，p.43-52.
7) 田村由美：看護管理者がリフレクションを行う意義，看護管理，2012，22(11)，p.930-935.
8) 松尾睦：部下育成のためのリフレクション支援　副看護師長の成功事例と失敗事例から学ぶ，看護管理，2019，29(5)，p.448-454.
9) 前掲1），p.140-142.
10) 新田和子，畦地博子，野嶋佐由美：リフレクションを支援する看護師の方略に関する研究，高知女子大学看護学会誌，2019，44(2)，p.1-10.
11) 河合麻衣子，岡佳子：経験から学ぶ看護師を育成するリフレクション支援のわざとコツ(5)　現場でリフレクションを進める看護管理者や教育担当者との困り事から見える課題と展望，看護，2024，76(6)，p.74-77.

2 リフレクションによる気づきや学びを 臨床実践に活かす

1 臨床現場の課題

　佐藤は、「看護師の臨床の知」がなかなか言語化されてこなかったことについて、「多くの看護師は、自分の体験を語らないし語る術も持たない。重要なのは、書くにしろ語るにしろ、熱心に読む人、熱心に聴く人が必要である」と示しています[1]。

　そして、看護師が成長し続けるためには、個々の看護師が自らの実践の意味を確認し、患者やその家族とのかかわりの中で自分の存在の意味を知り、仕事を続けるエネルギーを獲得できることが重要であるとしています[1]。

　看護師が臨機応変に用いている「わざ」については、前川が「科学的知識を踏まえると同時に患者との相互主観的関係について看護を実践すること」とし、患者とともに創り出す看護のわざの感覚は看護師の身体に残り、看護実践について振り返ることは「看護とは何か」「私が行っていることは看護といえるのか」と自らに問うことであるとしています[2]。

　つまり、看護実践について振り返り問うことは、実践が看護であったのか、そうでなかったのかという、看護師にとって心に刻まれる体験となる可能性があることを理解しておくことが重要です。

　臨床現場の課題は、「看護師が実践を語り自分の看護の意味を見出せるようにすること」と「聴き手となる看護師が、その手助けをする姿勢をもち合わせること」です。

　語られた実践が語り手である看護師の心に刻まれ、次の実践に活かされることが期待されますが、ここにはセンシティブな内容を含む可能性があるため、聴き手の「聴く姿勢」はとても重要です。また、こうした語りの

「場」をつくることについては、本書にてさまざまな事例を紹介しているので参考にしていただければ幸いです。

2 看護師のキャリア発達支援とリフレクション

看護師が、悩むことから考えることへシフトし、同じような場面でどのように行動するかのヒントを導き出すことを支援するのがリフレクション支援です。そして、その実践を看護師同士で共有していくことが、24時間交代制のチームでケアを展開している看護師にとって重要なことです。

患者ケアについては日々の看護記録に記載しますが、看護師のケアのちょっとしたわざは記録に残らないこともあります。看護師が実践の中で「何に気づき、どう解釈し、だからこのように行動している」という思考発話[3)]は、意図的に行わないとチームで共有できない場合があります。

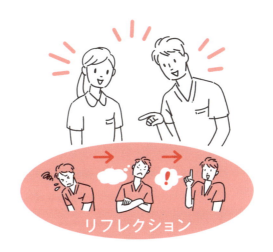

看護師が実践の中で考えたことを共有するには、日頃からの積み重ねが必要であると考えます。また、ゆっくり時間をとって看護を語り、リフレクションすることは、専門職である看護師にとって必要なことではありますが、忙しい臨床現場では後回しになることも少なくありません。

そのような看護師に対して、日本看護協会は2023年に「生涯学習支援ガイドブック」を発表しました[4)]。看護師が生涯学び続ける職業であること、それを組織的に支援する必要性や、リフレクションとキャリア支援について、以下のように示されています。

これからは個々人が、自分がどうなりたいかに基づき、自分の持つ・持たざる能力や経験を振り返りながら、自分に必要な学びを重ねていくこととなります。

　支援するにあたっては、本人が希望する将来の姿（ビジョン）の明確化、学びの計画、学びや経験の振り返り（リフレクション・省察）という一連のプロセスへの伴走と、多様な学び・経験の機会の提供が重要です。支援する側は、看護職自身が自律的に選択・実施していくプロセスを理解して、学びに必要な支援を行うことが求められます。

　また、看護職を雇用している組織においては、それぞれの看護職が様々な経験や学び等を統合し、活躍に繋げていくことへの支援も重要となります。

（日本看護協会：生涯学習支援ガイドブック，2023，p.7-8 より）

　ベナーらは「個々の状況での実践を可能にする臨床知は、ナラティヴを通じて理解することが最もわかりやすく身につきやすい」という考えをもとに、「ナラティヴを伝え合うことは、臨床知の記憶を確固たるものにする」としています[5]。ナラティヴとは、物語・語りを意味する言葉です。

　野口は、語ることについて「これまでに自分が経験したさまざまな出来事、さまざまな思い、それらは語られることによって整理され、関連付けられる。ある出来事と他の出来事、ある出来事とある思い、ある思いと他の思いが重なりあい、織りあわされるとき一つの物語ができあがる」としています[6]。

看護師が実践を語り、患者の反応と自分の実践を関連づけて考え、ひとつの物語としてケアの結果を意味づけたとき、次の実践へのヒントを見出すことが可能になります。このサイクルを回していくことは臨床知を豊かにし、看護師の生涯学習に重要であることがわかります。

　また、看護師が語る内容は、「臨床判断」と「臨床推論」だともいえます。三浦はこのふたつを、次のようにタナーの定義で紹介しています[3]。

臨床判断：臨床判断は、患者のニーズ、気がかり、健康問題について解釈し結論を出すこと、また行為を起こすか起こさないかの判断、標準的な方法を使うか変更するかの判断、患者の反応から適切にその場で考え出して行う判断である。

臨床推論：臨床推論は、看護師などの臨床家が判断するための思考過程をいう。代替案を生成し、エビデンスと比較して代替案の重みづけを

し、最適のものを選択する慎重なプロセスである。パターン認識、臨床的な直感、実証的見通しをもたない反応、実際に取り組んでいる推論に特徴的にみられるパターンなどを含む。

(三浦友理子, 奥裕美：臨床判断ティーチングメソッド, 医学書院, 2020, p.28 より)

　看護師が学び続ける存在であるためには、経験から学ぶリフレクションを行うことが必要です。また、ベナーの示す看護師の習熟度段階を経るためには臨床判断能力を育成する必要があり、「経験」を繰り返し、経験の中と後で省察（リフレクション）を行うことや、すでに「経験のある人」の臨床判断プロセスを知ることが知識の体系化に役立つことを三浦は示しています[3]。

3　看護実践能力に沿ったリフレクション支援

　ベナーが示す「習熟度段階」[7]と、日本看護協会の「看護実践能力習熟段階」[8]を照らし合わせて、各段階での学習支援について考えてみます。それぞれの詳細については、オリジナルの文献・資料でご確認ください。

第1段階：初心者レベル
　初心者は、その状況に適切な対応をするための実践経験がない。臨床状況に身を置いて技能の向上に欠かせない経験を積むために、彼らはまず客観的属性から状況を学ぶ。

第2段階：新人レベル
　「繰り返し生じる重要な状況要素」に気づく（あるいは指導されて気づく）ことができる程度に状況を経験したレベルである。

第3段階：一人前レベル
　似たような状況で2、3年働いたことのある看護師の典型であり、意識的に立てた長期の目標や計画を踏まえて自分の看護実践を捉え始めるとき、看護師はこのレベルに達する。

第4段階：中堅レベル
　ある状況下で起こりうる典型的な事態とそのような事態に応じてどのように計画を修正するべきか、を経験から習得する。

第5段階：達人レベル
　自分の状況把握を適切な行動に結びつけるのに、もはや分析的な原則（規

> 則、ガイドライン、格率）には頼らない。達人看護師は膨大な経験を積んでいるので、多くの的外れの診断や対策を検討するという無駄をせず、1つひとつの状況を直感的に把握して正確な問題領域に的を絞る。

（パトリシア ベナー著，井部俊子監訳：ベナー 看護論 新訳版　初心者から達人へ，医学書院，2005，p.17-26 より抜粋）

> 新人：必要に応じ助言を得て実践する
> Ⅰ ：標準的な実践を自立して行う
> Ⅱ ：個別の状況に応じた判断と実践を行う
> Ⅲ ：幅広い視野で予測的に判断し実践を行い、ロールモデルとなる
> Ⅳ ：より複雑な状況において創造的な実践を行い、組織や分野を超えて参画する

（日本看護協会：看護師のまなびサポートブック，2023，p.36-37 より抜粋）

1）看護実践能力習熟段階：レベル新人からⅠへの支援

　新人の「必要に応じ助言を得て実践する」から、レベルⅠ「標準的な実践を自立して行う」へ向かうための支援になります（ベナーの示す習熟度段階では「第1」から「第2」）。この移行期は、学生時代に学習した教科書の知識と、手順や基準に則った看護技術から、「患者の状況に合わせた支援」を習得していく段階にあります。

　この「状況に合わせた支援」を習得していく段階では、同期の関係での対話を支援することで相手の状況が理解しやすくなり、想像力に働きかけることが可能になると考えています。

　集合研修においては、ナラティヴを用いたリフレクションだけでなく、グループワーク等で積極的に「看護について」意見交換を行うことで、学生時代の経験や他部署で実践されている看護を聴く機会をもつことが可能になります。集合研修では、同期の実践を聴きながら自分の実践を振り返る機会となります。

　また、三浦は「看護師の知識構造を知るために、熟達者の臨床判断に触れる機会を創出することは、臨床判断を育成することに役立つ」としています[3]。部署等で先輩看護師の実践を聴くことによって、自身の未来像を描くことが可能になり、仕事に動機づけられ学習意欲につながることが期待できます。

　新人看護師同士で語ること、部署の先輩看護師の看護実践の語りを聴く

機会をもつことは、このレベルにある看護師への支援として必要なことと考えます。

2) 看護実践能力習熟段階：レベルⅠからⅡへの支援

レベルⅠ「標準的な実践を自立して行う」からⅡ「個別の状況に応じた判断と実践を行う」へ向かうことを支援します（ベナーの示す習熟度段階では「第2」から「第3」）。

この移行期支援では、経験年数2〜3年目の看護師が個別の状況に応じた判断を習得していくために、経験から学ぶリフレクションが必要になります。手順や基準に則った実践から、ケアの対象である患者にどのようにアレンジしてケアをしたのか、そして、そのケアの妥当性を評価するためには、個々の事例を振り返り、ケアの意味づけを行うことが必要です。

リフレクションは、自身の実践の習熟度を確認することに役立ちます。この段階では、経験を増すにつれて、「登場人物」「情景」「状況」「場」を、聴き手が想像できるように語れるようになってきます。初めは語られることが少ないかもしれませんが、なるべく具体的に語るよう支援することで、聴き手が理解しやすい説明ができるようになります。

3) 看護実践能力習熟段階：レベルⅡからⅢへの支援

レベルⅡ「個別の状況に応じた判断と実践を行う」から、Ⅲ「幅広い視野で予測的に判断し実践を行い、ロールモデルとなる」へ向かうことを支援します（ベナーの示す習熟度段階では「第3」から「第4」）。

この移行期では、「経験からの学びを実践に活かす」というサイクルが意識できるよう他者へも働きかけることが可能になります。自らが見出した次の実践へのヒントを活用した結果を判断しながら、自分の看護師としてのスキルを増やしていくことが経験として蓄積されます。

その結果、広い視野で予測的に判断することが可能になり、他者へもそのわざを伝えることができるようになります。そして、ロールモデルとして実践しながら、他者のリフレクション支援に携わることを意識している看護師もいます。

看護実践の言語化を支援することは、チーム全体で臨床の知を共有することや、チームの成長へ寄与します。チームとしての成長実感は、24時間体制で看護を行っていく中で重要であり、チーム貢献を実感できた看護師

にとっては、自身の成長につながる経験になると思います。

4）看護実践能力習熟段階：レベルⅢからⅣへの支援

レベルⅢ「幅広い視野で予測的に判断し実践を行い、ロールモデルとなる」から、Ⅳ「より複雑な状況において創造的な実践を行い、組織や分野を超えて参画する」へ向かうことを支援します（ベナーの示す習熟度段階では「第4」から「第5」）。

この移行期は、「複雑な状況を具体的に語れること」が期待されています。看護師が「何かがおかしい」と表現することについて、意図的に語れるよう支援する必要があります。「何かがおかしい」を言語化するには訓練が必要です。三輪は、本物のプロフェッショナルについて、異分野の人との協働の機会も増えるため「自らの専門性をわかりやすく伝える資質・能力を磨き上げることが必要となる」と示しており[9]、実践を言語化することを支援していくことが必要です。

4 リフレクションを推進する組織の取り組み

組織でリフレクションを推進するためには、ともに学ぶ職場文化が必要と考えます。職場の学習の特徴について香川は、「一般的に学校では、教え評価する側（教員）と教育を受ける側（生徒・学生）との分業が固定的だが、職場は異なる。いずれともに業務を遂行する協力者になってもらうため、「教える―学ぶ」という対照的な分業から、「ともに仕事する」同じ立場へ移行が起こる」としています[10]。

リフレクションを組織で推進するためには、教える―学ぶという関係性ではなく、ともに仕事をする同じ立場という関係性を築いていくことが必要といえます。

たとえば、東京女子医科大学の3つの医療施設では、プリセプターシップ制度にシャドウイングを意図的に取り入れています。シャドウイング期間中に、新人看護師は先輩看護師のケアについて「どうしてそのようなケアに至ったのか」など疑問に思ったことを先輩に問いかけてほしいと伝え、この問いをもとに先輩が自分のケアについて考え新人看護師に向けて言語化する作業は、リフレクションを促しているといえます。

先輩看護師にとっては自分のケアを言語化し認知することに役立ち、先

輩のケアの意図を知った新人看護師は学習の機会を得ます。このような相互作用が起こることは、教える―学ぶという関係性ではなく、ともに仕事をする同じ立場としての関係性の中で繰り広げられるリフレクションといえるのではないかと思います。

＊

　「看護職の生涯学習ガイドライン」[11]でも示されているとおり、組織は経験から学ぶ仕組みづくりができるよう、院内研修などの学ぶ環境を整えているかを点検する必要があります。一方で、看護師自身も、経験から学んでいく職業として自覚的になり、そのスキルを身につけていくことが必要です。

（三好麻実子）

引用文献
1) 佐藤紀子：看護師の臨床の『知』　看護職生涯発達学の視点から，医学書院，2007，p.14.
2) 前川幸子：第5章「わざ言語」が促す看護実践の感覚的世界，生田久美子，北村勝朗編著，わざ言語　感覚の共有を通しての「学び」へ，慶應義塾大学出版会，2011，p.137-151.
3) 三浦友理子，奥裕美：臨床判断ティーチングメソッド，医学書院，2020，p.28.
4) 日本看護協会：生涯学習支援ガイドブック，2023，p.7-8.
5) パトリシア・ベナーほか著，井上智子監訳：ベナー看護ケアの臨床知　行動しつつ考えること，医学書院，2005，p.28.
6) 野口裕二：物語としてのケア　ナラティヴ・アプローチの世界へ，医学書院，2002，p.44.
7) パトリシア ベナー著，井部俊子監訳：ベナー 看護論 新訳版　初心者から達人へ，医学書院，2005，p.17-26.
8) 日本看護協会：看護師のまなびサポートブック，2023，p.36-37.
9) 三輪建二：わかりやすい省察的実践　実践・学び・研究をつなぐために，医学書院，2023，p.94.
10) 香川秀太：第6章「越境の時空間」としての学校教育　教室外の社会にひらかれた学びへ，茂呂雄二ほか編：社会と文化の心理学，世界思想社，2011，p.117.
11) 日本看護協会：看護職の生涯学習ガイドライン，2023.

3 立ち返るべき理論

1 ドナルド・A・ショーン：反省的実践家

ドナルド・A・ショーン Donald A. Schön（1930-1997）は、複雑な状況にかかわる専門職を「新しい専門家の登場」と位置づけ、「行為の中の省察（reflection in action）」（図Ⅱ-1）に基づく「反省的実践家（reflective practitioner）」として提示しました[1]。

行為の中の省察は、ショーンの論考の中核です。日常生活の中で人々が、意識しないまま自然に生じる直観的な行動をとるのと同様に、専門家の普段の仕事も、暗黙の行為の中の知に頼っているとしています[1]。

有能な専門家は、原則にそぐわないような状況や、言語化ができないような現象であっても、それを正しく認識することができます。しかし、その適切な判断基準を言葉で説明できないまま多くの判断を行い、説明できないままに自分の技能を行っているのです。

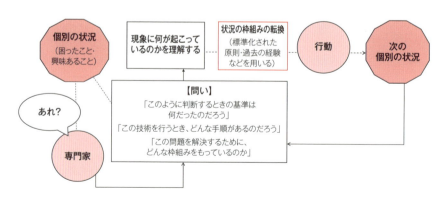

図Ⅱ-1　行為の中の省察のプロセス
（東めぐみ：リフレクション，野川道子，桑原ゆみ，神田直樹編著：看護実践に活かす中範囲理論，第3版，メヂカルフレンド社，2023, p.468 より）

専門家は、「何でもないやり方でありながら重大なもの」といった、問題解決を行う思考とは別の思考のプロセスをもつことになります。これによって、固有の状況の中に特有のパターンを見出し、さらに「一体何が起こっているのか」という深い探求を行い、問題の再形成を図ります[2]。

このような「専門家の行為の中の省察」という技は、評価・行為・再評価を通ってらせん状に進み、固有で不確かな状況を変化させることができます。

また、反省的実践家は、クライエントが抱える複雑で複合的な課題に、「状況との対話に基づく行為の中の省察」である実践的認識論で対処し、クライエントとともに、本質的な問題に立ち向かう実践を行っていることを明らかにしました。 （東めぐみ）

引用文献
1) ドナルド・A・ショーン著，佐藤学他訳：専門家の知恵　専門家は行為しながら考える，ゆみる書房，2001.
2) ドナルド・A・ショーン著，柳沢昌一・三輪建二訳：省察的実践とは何か　プロフェッショナルの行為と思考，鳳書房，2007.

参考文献
・Donald A. S.：The reflective practitioner：How professionals think in action, Basic Books, 1984.

2　ジョン・デューイ：経験における熟慮

教育哲学者であるジョン・デューイ John Dewey（1859-1952）は、外部から正しい知識を形成させる伝統的教育に対して、内部からの発達に注目した教育の重要性を提唱し、「経験」（experience）を鍵概念として、プラグマティズム＊に依拠した教育論を展開しました。

デューイは経験について、その「質」が何よりも重要であり[1]、経験の質を変化させるためには、熟慮ないし思考（reflection）の過程が必要であると述べています。これは、私たちが能動的に行うことと、その結果、受動的に被ることとの間の「特定の関連」「繋ぎ目」を発見し、両者が連続的になるようにする意図的な努力だとされます[2]。さらにデューイは、熟慮ないし思考（reflection）は、探求（inquiring）の過程であり、事態を観察し、調査する過程だとも述べています。

探求（inquiring）は、私たちが状況に対して何らかの違和感を生じ、動作を停止せざるを得ない「不確定状況」に立たされたとき、それを「問題

状況」として意識することによって始まります。

　さらに、ここから意味ある知識を得るためには、「問題状況」に対処する多くの仮説から選択肢を絞り込み、実験的に試みることと、引き受けたその結果に対する熟慮ないし思考（reflection）を続けることが必要です。デューイは、直接的な経験が「未来の望ましい経験」につながるように「質的経験を整えること」が教育者に求められると述べています[1]。

（山内典子）

＊プラグマティズム：すべての知識は常に改訂にさらされており、真理として確定されることはないという知識観[3]

引用文献
1) ジョン・デューイ著，市村尚久訳：経験と教育，講談社，2004，p.34.
2) ジョン・デューイ著，松野安男訳：民主主義と教育（上），岩波書店，1975，p.231-232.
3) 伊藤邦武：プラグマティズム入門，筑摩書房，2016，p.100-101.

3　クリス・アージリス：ダブル・ループ学習

　クリス・アージリス Chris Argyris（1923-2013）は、組織行動論において「ダブル・ループ学習」を提唱しました。アージリスとショーンは、組織学習のあり方について、既存の枠組みや価値に基づき効率性や正確性に対して重点的に問題解決を行う「シングル・ループ学習」と、既存の枠組みや価値、前提そのものを問い直す「ダブル・ループ学習」とを区別しました[1]。

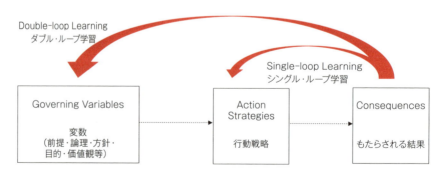

図Ⅱ-2　ダブル・ループ学習
（クリス・アージリス著，有賀裕子訳：シングル・ループ学習では組織は進化しない「ダブル・ループ学習」とは何か，DIAMONDハーバード・ビジネス・レビュー，2007，32(4)，p.103 より一部改変）

組織のもつ方針や価値規範の中で行動戦略を見直せるときにはシングル・ループ学習が機能しますが、その方針や価値規範自体が問題であれば、ダブル・ループ学習へ転換することが重要であるとしています（図Ⅱ-2）[2]。

　アージリスによれば、組織はシングル・ループ学習を行いやすく、ダブル・ループ学習が実現されることはめったにないとされます[3]。その理由は、多くの人々は自己防衛的で、組織の安定性を維持しようとするからです。この傾向が、組織をシングル・ループ学習へと向かわせ、人々の防衛的推論を促進させ、ダブル・ループ学習を阻害します[3]。

　アージリスは、この悪循環から脱するために必要なのが、ダブル・ループ学習への置き換えによる組織の支配変数（前提・論理・方針・目的・価値観等）の変更であり、それを可能にするのがコンサルタントの介入による「防衛的推論」から「建設的推論」への変換であると説いています[3]。

（山内典子）

引用文献

1) Argyris, C., Schön, D. A. : Theory in Practice : Increasing professional effectiveness. Jossey-Bass, 1974.
2) クリス・アージリス著，有賀裕子訳：シングル・ループ学習では組織は進化しない 「ダブル・ループ学習」とは何か，DIAMOND ハーバード・ビジネス・レビュー，2007，32(4)，p.100-113.
3) 西谷勢至子：組織学習に関する学説研究 既存研究の問題点と新たな方向性，三田商学研究，2008，50(6)，p.325-346.

4　デイビッド・A・コルブ：経験学習モデル

　組織行動学者のデイビッド・A・コルブ David A. Kolb（1939-）は、経験学習について「経験を変換することで知識を作り出すプロセス」と定義し、「経験学習モデル」を提示しました（図Ⅱ-3）[1]。

　これによれば、人が経験を通して学習するプロセスは、①経験（現場での具体的な実践）、②省察（その内容を振り返る）、③概念化（役に立ちそうなエピソードを抽出する）、④実践（それを新たな状況で活用する積極的な実践）の4つを繰り返すと説明されています。

　つまり学習とは、知識を受動的に覚えて応用することではなく、自らの経験から独自の知見を紡ぎ出し、それを行動に活かすという終わりなきプロセスであり、それによって人は成長するというプロセスを示したモデルです。

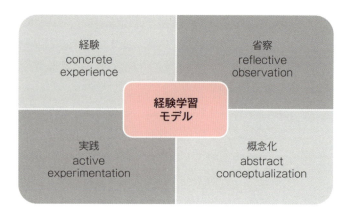

図Ⅱ-3　経験学習モデル
〔Kolb, D. A.：Experiential Learning：Experience as the source of learning and development, Printice Hall, 1984 をもとに作成〕

　コルブのモデルは個人の経験に焦点を当てているため、社会的要因の影響が見られず、他者や集合を介して行われる内省の重要性が指摘されています[2]。まずは個人がコルブのモデルを参考に経験学習を行い、次に同僚と経験から学び合う場をもつことが必要であるといわれています。

（東めぐみ）

引用文献
1) Kolb, D. A.：Experiential Learning：Experience as the source of learning and development, Printice Hall, 1984.
2) 脇本健弘：部下の成長を促す上司のあり方とは，中原淳編著：職場学習の探求，生産性出版，2012.

5　松尾睦：認知的徒弟制

　松尾睦（1964-）は経営学を専攻し、管理職の学習について研究を行っています。日々新たな状況の中で働くことを意識すれば管理者が成長するチャンスが多くあるとして、管理職 60 人について、どのように学習してきたかを次のように示しました[1]。
　①管理職は公式的な研修よりも実際の仕事の経験から学んでいた
　②新規性が高く従来の能力が適応できない状況で、新たな解決策を考えざるを得ないような状況のときに成長する傾向がある
　③経験から学習するうえで重要なのは、実際にアクションを起こすことや、自分がイニシアチブをとっていると感じることである

表Ⅱ-1 経験から学ぶための能力

①フィードバックを求める
②フィードバックを活用する
③異文化に対して前向きに対応する
④学習の機会を求める
⑤批判に対しオープンである
⑥柔軟である

(松尾睦：経験からの学習，同文舘出版，2006，
p.74 より作成)

表Ⅱ-2 認知的徒弟制の6ステップ

①手本を示し、観察の機会を与える（**モデル提示**）
②見守り、具体的に指導する（**観察と助言**）
③成長に合わせて支援を少なくする（**足場づくり**）
④質問によって思考を言語化させる（**言語化サポート**）
⑤熟達者と比較させ、振り返らせる（**内省サポート**）
⑥自律的な挑戦を促す（**挑戦サポート**）

(松尾睦，築部卓郎：看護師・医師を育てる経験学習支援，医学書院，
2023，p.14-19 より作成)

　一方、松尾は、経験をすれば自動的に学習が生じるかと言えばそうではなく、経験から学ぶためにはある種の能力が必要だとしています(表Ⅱ-1)[2]。自分が行ったことに対して「フィードバックを求める」ことは、自分の課題を知ることであり、フィードバックをもらうことで、次に何をすればいいのかが見えてくるため、「学習の機会を求める」ことにつながります。

　自ら「学習の機会を求める」ことは自分の課題に即しており、「異文化に対して前向きに対応する」ことにも積極的になり、「フィードバックを活用する」ことができます。このような人は他者からの「批判に対しオープンである」うえ、「柔軟」な姿勢をもつことができるとしています。

　さらに、松尾は「認知的徒弟制」の6ステップ（表Ⅱ-2）を提唱しています[3]。認知的徒弟制は伝統的徒弟制をアップデートするものであり、経験学習サイクルを適切に回すための支援であるとしています。

（東めぐみ）

引用文献
1）松尾睦：経験からの学習　プロフェッショナルへの成長のプロセス，同文舘出版，2006，p.68-74.
2）前掲1），p.73.
3）松尾睦，築部卓郎：看護師・医師を育てる経験学習支援，医学書院，2023，p.14-19.

6　フレット・A・J・コルトハーヘン：ALACT モデル

フレット・A・J・コルトハーヘン Fred A. J. Korthagen（1949-）の「ALACT モデル」を紹介します[1]。オランダの教育実習生を育成するために開発されたモデルであり、学習を成り立たせる基本に「経験」を位置づけ、「行為」と「省察」が交互に行われる経験学習過程を概念化したものです。

表Ⅱ-3 の①から⑤までの頭文字から命名され、5 つの事象が循環することで学習が進むとされています（図Ⅱ-4）。

「⑤新しい行為を試みる（Trial）」とは、「④行為の選択肢の拡大」を踏まえて行動に移すフェーズのことです。このフェーズは、「①行為」を踏まえて、「②行為の振り返り」を行うという「らせん構造」をもっており、状況に応じて循環していく特徴があります。

表Ⅱ-3　ALACT モデル

①行為し（Action）
②その行為を振り返り（Looking back on the action）
③その中から本質的な諸相に気づき（Awareness of essential aspects）
④その結果、行為の選択肢が拡大し（Creating alternative methods of action）
⑤新しい行為を試みる（Trial）

（F・コルトハーヘン編著，武田信子監訳：教師教育学　理論と実践をつなぐリアリスティック・アプローチ，学文社，2010 をもとに作成）

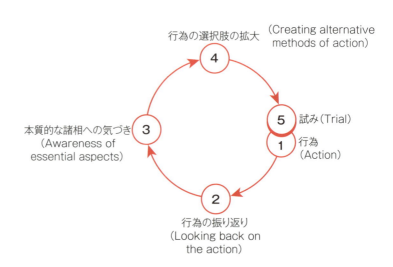

図Ⅱ-4　省察の理想的なプロセスを説明する ALACT モデル
（F・コルトハーヘン編著，武田信子監訳：教師教育学　理論と実践をつなぐリアリスティック・アプローチ，学文社，2010，p.54 より）

また、「③本質的な諸相への気づき」において、より理論的な要素の必要性が浮かび上がり、その要素は指導者によってもたらされることが強調されています。

　私たちが活用しているコルブの経験学習モデルは、指導された学びではなく、各看護師の自律したプロセスを説明しています。ALACTモデルは「③本質的な諸相への気づき」において、学習者を理解し、意識的に肯定的な反応を見せ、共感的な態度を示す指導者の存在によって、「④行為の選択肢の拡大」が始まることが特徴であり、その役割について説明されています[2]。

（東めぐみ）

引用文献
1) F・コルトハーヘン編著，武田信子監訳：教師教育学　理論と実践をつなぐリアリスティック・アプローチ，学文社，2010．
2) 前掲1)，p.53-55.

7　野中郁次郎：SECI モデル

　野中郁次郎（1935-）は、「知識創造理論」を世界に広めた経営学者です。知には「暗黙知」と「形式知」の2つの次元があり、前者は言語や文章で表すことが難しい主観的で身体的な知であり、後者は言葉や文章で表現できる客観的で言語的な知であるとしています[1]。

　個人の内面にある「暗黙知」が組織に共有されるためには「暗黙知」から「形式知」への変換を行うことが必要です。そこで野中は、複数の企業

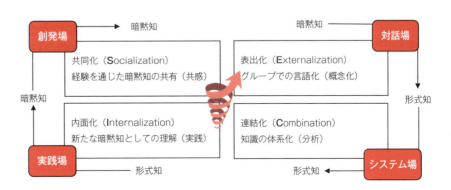

図Ⅱ-5　SECI モデル
（引用文献1)-3)をもとに作成）

におけるイノベーションの事例の考察から、知識創造のプロセスの「スパイラル構造」を図式化しました。これがSECI モデルです（図Ⅱ-5）。

SECI モデルでは、個々人の暗黙知について互いに共感し合う「共同化（Socialization）」、その共通の暗黙知から形式知を創造する「表出化（Externalization）」、既存の形式知と新しい形式知を組み合わせて体系的な形式知を創造する「連結化（Combination）」、形式知を体験することで暗黙知として体化する「内面化（Internalization）」の4 つのプロセスを繰り返し行うことにより、新たな知識や技術を生み出します[2]。

さらに、知識創造のためには「場」が必要であるとし、おおよそSECI モデルに対応した「創発場」「対話場」「システム場」「実践場」の4 つのタイプの場を提唱しました[3]。

(山内典子)

引用文献
1) 野中郁次郎：イノベーションの本質　知識創造のリーダーシップ，学術の動向，2007，12(5)，p.60-69.
2) 野中郁次郎，竹内弘高著，梅本勝博訳：知識創造企業，東洋経済新報社，1996，p.91-93.
3) 野中郁次郎，梅本勝博：知識管理から知識経営へ　ナレッジマネジメントの最新動向，人工知能学会誌，2001，16(1)，p.4-14.

Chapter III

事例でわかる
看護リフレクションの
支援の実際

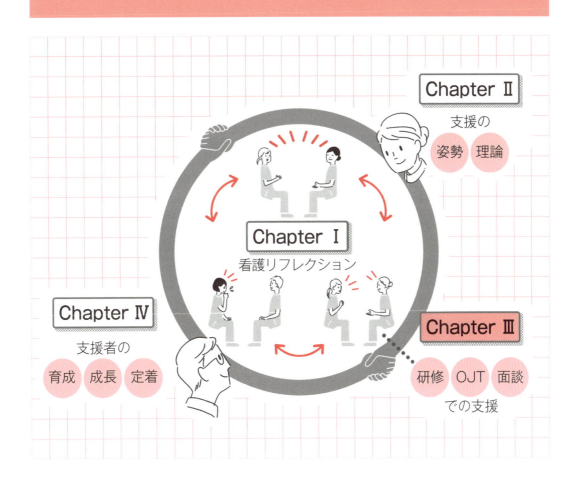

1 集合研修における支援
概論 研修の組み立て

1 研修を企画する

2023年に発表された「看護職の生涯学習ガイドライン」では、看護職を雇用する組織の取り組みについて、次のように示されています[1]。

> **働く場での学びを支援**
>
> 各組織の管理者等は、看護職が日々の看護実践を通じた経験や研修等で得た知識を、更に次の実践に活かせるよう支援することが重要です。実践した看護や事例を共に振り返り、その経験から得られる学びについて話すこと等が含まれます。得られた学びを実践に活かすとともに、その実践から学ぶことへの支援は、実践の場にいる管理者や教育担当者等の重要な役割です。

（日本看護協会：看護職の生涯学習ガイドライン，2023，p.9 より）

看護師は経験から学ぶ専門職ですから、得られた学びを実践に活かす仕組みづくりが重要です。病院内では、組織の理念に基づき、看護師としての習熟段階に働きかけることを目的に、人材育成のためのさまざまな集合研修が行われています。

ここでは、看護師一人ひとりが経験を積み重ねることによって習熟し、キャリア発達していくことを念頭に、研修の組み立てについて考えていきます。リフレクションの集合研修は「看護師がリフレクションすること」と「それを支援する看護師」で構成されています。

1) 看護師が自ら学ぶことを支援する

リフレクション研修の目的は、「専門職として経験から学ぶ生涯学習者

であることを自覚し、自らの実践を振り返り、その経験からの学びを次の実践に活かすというサイクルを体験すること」と考えます。

　研修参加者にとって魅力ある研修にするために、自分の役に立つ研修であると感じてもらえることが大事です。鈴木は、研修の魅力とは「もっと学んでみたい」「もっと学び続けたい」と思えることであるとして、魅力ある研修では、単に面白いという思いだけでなく、「このことに出会えた喜び」を感じ、「このことを大切にしていきたい」という思いが確信に変わり、そして、気づいてみると自分から進んで（やれと言われてもいないのに）深掘りしている。そういう変化が受講者に起きたとすれば、それは研修がとても魅力的であったからだ、としています[2]。

2) 看護師にとって魅力ある研修とは

①看護師としての成長に寄与する研修であることを伝える

　ジョン・M・ケラーの提唱した ARCS モデルは、動機づけに関する心理学理論の集大成として提唱されたものです。都竹は、教育や研修について参加者のやる気やモチベーションを高める極上のヒント集であると紹介しています[3]。また鈴木は、教えないで学べる研修を着想するとして、この ARCS モデルを紹介しています[2]。

　看護師がリフレクションの必要性を理解し、生涯学習によってキャリア発達していくためには、自ら学ぶことへの動機づけが必要です。以下は、「ARCS モデルの4要因」を参考にした、研修企画の一例です。

②注意 Attention：面白そうだなあ

　タナーの臨床判断モデル（p.67、図III-1）を紹介し、「看護師らしく考える」[4]ことを示すことは、看護師の好奇心を大切にすることにつながります。学習内容に興味をもてるように、冒頭でリフレクションを行い、看護実践の意味を見出し次の実践のヒントになるような成功例を示します。この研修に参加することで、看護師としての成長につながると感じてもらうことが大切です。

③関連性 Relevance：やりがいがありそうだなあ

　今まで実践してきた看護を言語化することは、その実践が患者にとってどのような意味のある実践であったのかを見出すことにつながります。リフレクション研修で見出した「次の実践へのヒント」を活かすこと、研修参加者同士で他者のリフレクションに貢献したこと自体も学びの成果です。

　それらを共有することは研修参加者の全体の利益になることを示し、自分の成長実感につながること、他者の成長に寄与できることを伝えます。

④自信 Confidence：やればできそうだなあ

リフレクションによって、他者との比較ではなく過去の自分からの進歩を確かめられ、その看護実践が患者にとってどのような意味があったかを振り返ることができます。また、他者のリフレクションを支援し、その他者が次の実践へのヒントを導き出せたときには、リフレクション支援者としての貢献であると伝えます。

⑤満足感 Satisfaction：やってよかったなあ

研修参加者同士で、自分のリフレクションから導き出された「次の実践へのヒント」を自覚できるようにします。加えて、他者のリフレクションの学びを聴くことと、それを支援することからの学びを自覚できるようにすることを、研修に盛り込むよう企画します。

3）看護実践とはどのような実践であるのか自覚的になる

リフレクションサイクルを回すためには、看護師が自らの看護実践について理解を深める必要があると考えます。看護実践を言語化するということは、臨床判断と臨床推論の言語化といえるため、これを理解することで、自らの実践を俯瞰的にとらえることや、言語化を助けることにつながると考えます。

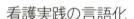

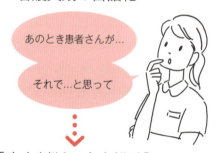

看護実践の言語化

あのとき患者さんが…

それで…と思って

［臨床判断・臨床推論］

臨床判断モデルのプロセスには、目前の状況を知覚的に把握する「気づき」、対処する状況の理解を十分に深める「解釈」、その状況に適切と考える行為を決する「反応」、実施しているときに看護行為に対する患者の反応に目を向ける「省察」の４つの様相が含まれています（図Ⅲ-1）[4]。

この省察の中には、〈行為の中の省察〉と〈行為についての省察と臨床学習〉が含まれます。集合研修で行うリフレクションは、〈行為についての省察と臨床学習〉に位置すると考えられます。

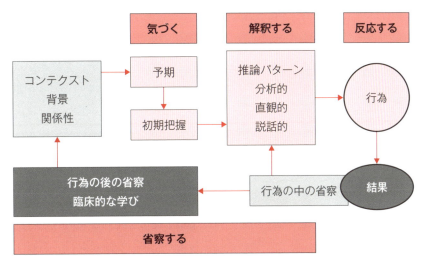

Tanner C：Thinking like a nurse：A research-based model of clinical judgement in nursing. Journal of Nursing Education, 45（6），204-211, 2006 より．タナー自身の改変を反映．

図Ⅲ-1　タナーの臨床判断モデル
（三浦友理子，奥裕美：臨床判断ティーチングメソッド，医学書院，2020．p.31 より）

2　研修の運営：リフレクションの推進

1）場づくり

　リフレクション研修は、看護師が自らの看護実践を語ることから始まります。看護実践を語ることは、自らの実践が患者にとってどのような意味があったのかを振り返ることにつながりますが、「実践の評価」ととらえてしまい、語る看護師が躊躇するかもしれないことを念頭に置いたほうがよいと考えています。そのために重要なのが「場づくり」です。

　津村は、人が心を開いて本心を語ることができる場とは、相手が私のことを聴いてくれていると心底思えるプロセスを実感できる場であるとしています。そして、時には、相手が話しかけてきてくれたことを聴いたり、相手が話し出すのを待ったりすることも大切です。「自分のことを言葉にしたら聴いてもらえる」という気持ちが相手に生まれるかかわり、人間関係が大切になるのです。温かく見守ることによって、相手の自主的・自発的な行為として心が開かれ、口が開かれることになることから、語りを豊かにするための「場づくり」の必要性について示しています[5]。

2) 問いかける

　安斎は、抽象と具体の往復で対話の解像度は上がるとしています。対話が深まるプロセスは、「具体的なモノとコト」と「抽象的な意味の解釈」の絶えざる往復によってもたらされます。具体性がないまま抽象的な解釈ばかり話し合っていても、地に足のつかない空中戦となり、何に対してどのような意味づけをしているのかが共有されず、お互いの「溝」は埋まりません。抽象と具体を結びつけながら、一人ひとりが体験した具体的なモノとコトを共有し、それに対する抽象的な意味の解釈を重ねていくことによって「対話」は深まると紹介しています[6]。

　また、問いかける技術として、シャインは、良好な人間関係と強い組織を築くために「謙虚に問いかける」実践について示しています[7]。「謙虚に問いかける」とは、相手の警戒心を解く手法であり、自分では答えが見出せないことについて質問する技術であり、その人のことを理解したいという純粋な気持ちをもって関係を築いていくための流儀であるとしています[7]。

　看護師のリフレクションでは、ともに学ぶ仕事の仲間として、相手の実践から教えてもらう姿勢をもち、具体的な内容とその意味をいったりきたりすることから、実践の本質が見えてきて、次の実践に活かすケアを見出すことにつながると考えられます。

3) 既存の研修場面でのリフレクション

　多くの施設では、「リフレクション研修」として企画するだけでなく、そのほかの研修でもグループワークを積極的に取り入れ意見交換をする場を作っていることと思います。上田は、省察とは「状況と対話する」ことであるとしています[8]。

　グループワークなどで、皆に共通するテーマについて複数人で振り返る演習を用いた場合も、リフレクションのサイクルを回すことは可能です。あるテーマについて話し合った内容から、気づいたことや学んだこと、現場に戻り明日から実践できることを明文化し、自覚的になることで、リフレクションにつながることがあります。グループワークでは、インプットした知識や情報を自分の意見としてアウトプットすることが求められます。

　上田は、アウトプットする過程について、インプットした知識や情報を自分なりに咀嚼し、意味の組み替えや再構成を行うことで自分のものにしていくことができるとし、アウトプットは省察のもうひとつのかたちと述

べています[8]）。もちろん、グループワークの場づくりは、先に述べたとおり重要であり、意見交換が活発にされることが望まれます。

3　学びを実践に活かすために

1）記憶に残る研修にする

　実践を振り返り、得た学びを次の実践に活かすために東京女子医科大学女性医療人キャリア形成センター　看護職キャリア開発支援部門が主催するクリニカルコーチ研修で行っていることから着想を得たことをご紹介します。東京女子医科大学附属八千代医療センターの研修会場では、リフレクションを行い次の実践に活かすために、記憶に残る仕掛けづくりをしています。

　リフレクションを行って実践を言語化することは、暗黙知を形式知にすることだといえます。形式知にして可視化するために、受講生一人ひとりが「次の実践に活かしたい内容」にオリジナルの名前をつけるということを行いました。研修会場を出ても記憶に残ることを期待しています。

　研修生の数だけ形式知にできたと研修参加者と喜びを分かち合い、笑顔で研修を終えるようにしました。そのオリジナルの名前をいくつかご紹介します。

テカテカ理論：保湿をしっかりすることで患者さんもご家族も笑顔にできる
大きなカブ理論：患者さんの気持ちをみんなで引き出す
3対理論（対話/対面/対等）：患者さんやご家族と向き合って話す。一緒に課題を見出し解決できるようにかかわる。患者さんへの言葉に責任をもって本人のペースでコミュニケーションがとれるように工夫する

2）現場で実践できるための働きかけ

　研修担当者は、リフレクションから導き出した「次の実践へのヒント」を部署で活かしてもらうための工夫をしています。職場での学びは、学ぶことではなく、実践に活かすことが目的です。やりっぱなし研修にしないための工夫を各施設でもされていることと思います。

　当院では、中原の著書[9]で紹介されている「研修転移」を参考に、4回に

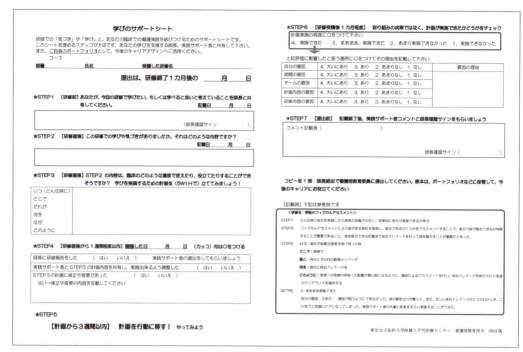

図Ⅲ-2　学びのサポートシート

分けて次のような取り組みをしています。

①研修前

研修で学びたいことを明確にするために面接を実施します。各施設でも研修前面談はされていることと思いますが、研修が受講者にとってどのような学びをもたらし、それを実践でどう活かしてもらいたいのかを、本人と部署の上司が共通認識しておくことはとても大切です。

②研修中

講師担当や研修担当は、研修の学びが実践でどのように役立つのか、ARCSモデルを参考に講義に取り入れていくことが大事です。また、「職場に戻ったらやってみよう」という気持ちで研修会場を出られるように動機づけることに注力します。

③研修直後

「明日から実践してみよう」と考えたことを明文化し、職場の支援者に共有できるように準備します。ここでは、1カ月程度で実践できそうなことを残すようにします。最初の一歩を研修会場で考え、踏み出すための背中を押します。

④研修後

受講者は職場の支援者と面接し、実践の機会がもてるような支援を受けます。忙しい臨床の現場でも、学んだことが流されないような工夫をして

います。

＊

　以上のようなステップを意図的に踏めるよう、当院では「学びのサポートシート」（図Ⅲ-2）を活用しています。1カ月後の提出では、受講生たちが学びを実践に活かした様子を確認でき、院内研修が人材育成に効果的であるかの検討資料にします。また、教育委員が現場での受講生の行動変容の様子を情報収集したことも資料とし、研修評価に活かします。

（三好麻実子）

引用文献
1) 日本看護協会：看護職の生涯学習ガイドライン，2023，p.9.
2) 鈴木克明：研修設計マニュアル　人材育成のためのインストラクショナルデザイン，北王子書房，2015，p.24.
3) 都竹茂樹：ARCSモデルを使って「その気にさせ，行動を引き起こし，継続を促す」保健指導，看護教育，2018，59(1)，p.21.
4) 三浦友理子，奥裕美：臨床判断ティーチングメソッド，医学書院，2020.
5) 日本体験学習研究所監修，津村俊充編：実践　人間関係づくりファシリテーション，金子書房，2013，p.30.
6) 安斎勇樹，塩瀬隆之：問いのデザイン　創造的対話のファシリテーション，学芸出版社，2020，p.37.
7) エドガー・H・シャイン著，金井壽宏監訳：問いかける技術　確かな人間関係と優れた組織をつくる，英治出版，p.17.
8) 上田信行：プレイフル・シンキング［決定版］働く人と場を楽しくする思考法，宣伝会議，2020，p.118.
9) 中原淳，島村公俊，鈴木英智佳ほか：研修開発入門「研修転移」の理論と実践，ダイヤモンド社，2018.

参考文献
・細田泰子，根岸まゆみ，キャシー・ラサター：臨床判断を拓く評価に向けて　ラサター臨床判断ルーブリック日本語版の作成，看護教育，2018，59(1)，p.41.

1
集合研修における支援
事例1 新人～2年目研修

1）現場の課題

　私の所属する病院では、看護師教育のキー概念として「リフレクション」を提示し、省察的な実践者の育成を目指しています[1]。

　リフレクションは、まず自分の看護実践を言語化することから始まります。一方で、臨床の現場は在院日数の短縮化により日々の業務に追われ、立ち止まって自分の看護を振り返り、語り合う機会が少なくなっている現状があります。そこで、新人看護師が現場を離れて、実践した看護を振り返る場として、2016年から「看護を語る研修（以下、語る研修）」を導入しています。

2）研修の目的と目標

> 研修目的：看護を語ること聴くことを通して省察的な視点を養う。
> 研修目標：
> 1　自分の看護実践を言葉で伝えることができる。
> 2　看護実践を語ること・聴くことの相互のかかわりの中で、一人では気づかなかった実践に気づくことができる。
> 3　語る研修を通して他者からの承認を受け、看護実践への前向きな気持ちにつなげることができる。

3）研修構築と実際

　「語る研修」の特徴は、入職1年目で5回、2年目で3回と継続的に実施していることです。研修時間は60～90分で設定し、4～5人のグループで行います。リフレクション支援者として、看護教育委員会のメンバーである中堅看護師が1～2人加わります。

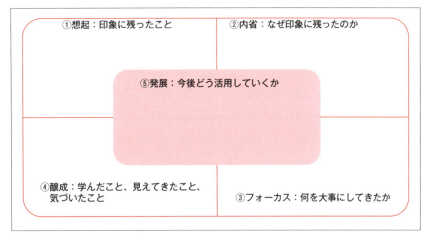

図Ⅲ-3　経験学習シート

研修では東[2)]の「経験学習シート」（図Ⅲ-3）を活用し、あらかじめワークシートの①〜③を記入して、自分が行った看護場面を想起したうえで参加してもらいます。

4）研修での支援の実際

入職後2カ月目となる、5月の「語る研修」での様子をご紹介します。
語り手：剣持看護師（新人）
聴き手：同じ病棟の近藤看護師・清水看護師（ともに新人）
支援者：私（境；看護教育委員）

70代の肺がん末期の須藤さんとのかかわり

剣持看護師：何度も入退院を繰り返している須藤さんは、入院のたびに肺がんが進行して、抗がん剤の治療の継続が難しくなり、今回の入院は緩和ケア目的でした。須藤さんは筋力低下と体動での呼吸困難感があり、トイレの介助など身の回りの援助が必要な状況になっていました。須藤さんからは「何もできなくなって、ダメだなぁ」とネガティブな言葉が多く聞かれるようになっていました。
私が担当したある日、ナースコールがあり、付き添い歩行でトイレへ行きました。私は、少しでも前向きになってもらいたいと思い「この前よりも脚に力が入っていますよ」「今日は歩き方が安定していますよ」と声かけを意識して行いました。すると須藤さんが「そうだね！　リハビリ頑張らなきゃだね！」と表情が明るくなり、少し前向きな気持ちになってもらえたのかな

と思えて、私も嬉しくなりました。
支援者（私）：(少しでも前向きになってもらいたいと思って声かけを行った背景にある、剣持さんの思いや大切にしていることは何だろう) どうして「この前よりも脚に力が入っていますよ」と声かけをしようと思ったのですか？
剣持看護師：須藤さんは何度も入退院を繰り返していて、入院のたびに病気が進行して、自分でできないことがどんどん増えていく中で、とても気持ちがつらそうで。どんなふうに声をかけたらいいか、正直戸惑いました。でも、まだできていることもあるし、少しでもできているところに目を向けてほしいと思って、できているところを伝えました。
支援者（私）：(須藤さんのできているところに目を向け、タイミングよく声をかけている。看護師になって2カ月と経験が浅い中で、このような行為の選択ができたのは、どのような過去の経験や学びからきているのだろうか) 剣持さんの、できているところに目を向けるかかわりは本当に大切な視点だと思いました。どうしてそのように、患者さんのできているところに目を向けるようになれたのでしょう？　たとえば、今までの経験だったり、学生のときの学びだったり、何か思い当たることはありますか？
剣持看護師：何だろう……。（しばらく考えている）
近藤看護師：私は剣持さんと同じ大学でした。大学のときに、患者さんの強みにフォーカスしてそれを引き出して伸ばすことが大切だということを、授業や実習で先生がよく話していましたね。実習のカンファレンスとかでも。
剣持看護師：近藤さんに言われてみて、たしかに学生実習のときに、脳梗塞で麻痺がある患者さんを受け持ったことがありました。そのときカンファレンスで、患者さんのできる力を引き出して伸ばすことが大切だと学んだことを思い出しました。自分ではあまり意識していなかったけど、今改めて考えると、私はいつも患者さんのできることに着目してかかわっているような気がします。
支援者（私）：剣持さんの「患者さんのできているところに目を向けたかかわり」は、学生時代の経験からつながっていたんですね。
清水看護師：剣持さんの話を聞いて私は、最近、業務にばかりとらわれていた自分に気がつきました。患者さんのできているところに目を向けて、そこを引き出して伸ばすかかわりの視点は私にはなかっ

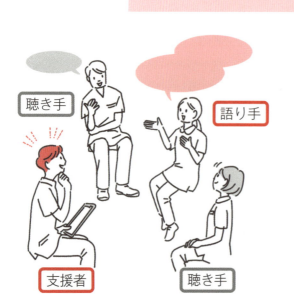

たです。患者さんにもっと関心をもって、私も患者さんの強みを引き出して伸ばすかかわりを大切にしていきたいです。

近藤看護師：学生の頃に学んだことが、今の看護につながっていることに改めて気づきました。自分も、もっと患者さんの強みを引き出して伸ばせるような看護をしていきたいです。

5）看護師の変化

　支援者としての私は、看護師のすべての行為には必ず意図があるという前提に立って、「その意図は何だろう」とワクワクしながら語りを聴いています。今回の事例では、剣持看護師が須藤さんに「この前よりも脚に力が入っていますよ」と声をかけたところにフォーカスし、そこにはどんな意図があったのか、その行為を導き出した過去の経験や学びについて問いかけました。

　この問いは、剣持看護師の思考だけでなく、参加者の思考にも働きかけ、それぞれが過去の経験と照らし合わせながら考えるきっかけとなっています。そして、聴き手である近藤看護師が想起した過去の学びの経験が語られることで、語り手である剣持看護師の無意識の中に埋め込まれていた「患者の強みを引き出して伸ばすかかわり」といった価値が表在化されました。剣持看護師ひとりの経験であった「患者の強みを引き出して伸ばすかかわり」は他の参加者の学びとなり、次の実践に向けた新たな視点として共有されています。

6）支援者の課題と展望

　「語る研修」は一人10分程度と限られた時間の中で、いかに効果的に語りを深められるか、支援者として問う力が求められます。私自身、うまく支援できたと思えるときとそうでないときがまだあります。支援者としての成長には、リフレクション支援の経験を重ね、その経験を省察的に振り返ることが必要だと考えています。 （境美幸）

引用文献
1）日本赤十字社事業局看護部編：赤十字施設の省察的実践者育成に関するガイドライン，日本赤十字社事業局看護部，2012.
2）東めぐみ：経験から学ぶ看護師を育てる　看護リフレクション，医学書院，2021，p.119.

1

集合研修における支援
事例2 新人〜2・3年目研修

1) 現場の課題

さまざまな施設の教育担当者と話していると、新人看護師研修に限らず、「学んだことが実践に活かされない」「現場でたくさんのことを経験しているが、せっかくの経験が学びとして蓄積されない」という悩みを聞きます。私もこのことを強く実感していました。実際に、研修で学んだことの60〜90％は、職場で実践されていないという報告もあります[1]。

また、2010年4月から新人看護職員研修が努力義務化されたことにより、「新人看護職員研修ガイドライン：改訂版」[2]に沿った取り組みは充実してきましたが、2年目以降の看護職員を対象とした教育・支援へつなげることが難しいという声もお聞きします。

上記のことから、現場での実践（経験）を振り返り、学びを次の実践に活かすというサイクルをつくることは重要な課題であると考えます。「看護職の生涯学習ガイドライン」[3]の中でも、実践と学びを往還しながら経験を重ねることの大切さが謳われており、リフレクションは、実践と学びをつなぐ架け橋であると考えています。

2) 研修の目的

中原は研修の目的について、「組織のかかげる目標のために、仕事現場を離れた場所で、メンバーの学習を組織化し、個人の行動変化・現場の変化を導くこと」であると伝えています。そして、研修で学んだことが仕事の現場で実践され、その効果が持続されること（研修転移）が重要であると述べています[4]。

私の所属する病院では、研修目標の中に「研修後の実践とその振り返り」までを含めており、研修での学びと実践のサイクルを回すこと、お互いの実践から学び合うことを大切にした研修を目指しています。

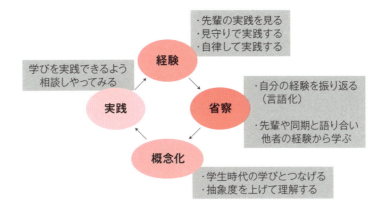

図Ⅲ-4　日々の経験を成長につなげる「経験学習のサイクル」
（コルブ（Kolb, 1984）のモデルをもとに作成）

3）研修構築と実際

　当院では、ステップⅠ（新人看護師対象、日本看護協会クリニカルラダー「新人」相当）、ステップⅡ（2年目程度の職員対象、同ラダー「Ⅰ」相当）、ステップⅢ（3年目程度の職員対象、同ラダー「Ⅰ～Ⅱ」相当）を連続した研修ととらえ、必須研修としています。

　「経験学習のサイクル」[5,6)]を基盤として、研修が、研修前・研修後の現場での実践とつながるような仕組みをつくり、ステップⅠからステップⅢまで継続します。

　新人看護職員を対象とした集合研修は年に4回実施していますが、研修前は必ず、規定のワークシートに沿って実践を振り返ります。そして研修当日は、振り返ったことを研修メンバーと語り合うことから始めます。最後は、その日の研修で学んだことのうち「明日からの実践で活かしたいこと」を具体的に考えます。

　研修後は実際にやってみて、その実践を振り返ります。現場での実践と研修を連動させて、実践と振り返りのサイクルを回すイメージです（図Ⅲ-4）。

　新人看護師の現場実践と振り返りの支援は、部署の支援者にお願いしています。ワークシートの項目に沿うことで、支援者の力量に頼りすぎない支援が可能となり、部署での支援の差を少なくすることにもつながっています。

4）研修での支援の実際

　5月下旬の研修で、新人の安藤看護師が、ベッド上安静の患者石井さんの環境整備について語った一場面です。

環境整備についての語り

安藤看護師：石井さんからは、「○○を取ってほしい」「ゴミ箱の位置をもっとこうしてほしい（いつも好まれる位置がある）」というナースコールが多かったのです。ゴミ箱の位置を整えることとかは、自分にもできそうだなと思い、ベッド周囲の環境を石井さんと相談して整えました。そのあとも、石井さんのところに行くたびに、ゴミ箱の位置や周囲を整えるようにしました。そうすると石井さんが、あまりほかの人には語らなかったことも自分に話してくれるようになったんです。

支援者（私）：安藤さんが、石井さんのベッドサイドに行くたびに、ゴミ箱の位置を整えていたら、石井さんが大切なことを話してくださるようになったのですね。
安藤さんが毎回ゴミ箱の位置を整えることは、石井さんにとってどんな意味があったのでしょうか。

安藤看護師：そうですね……。（しばらく考えた後）もしかすると、石井さんは「頼んだことを気にかけてくれた、自分のことをわかろうとしてくれた」と思ってくれたのかもしれません。少し、信頼してもらえたのかも……。

支援者（私）：ゴミ箱の位置を整え続けたことが、安藤さんと石井さんとの信頼関係につながったのかもしれないと感じているのですね。

安藤看護師：（何度も頷く）

5）看護師の変化

　安藤看護師は、自分のケアが患者にとってどのような意味があったのかを振り返りました。そして、環境整備には、環境を整えるという意味だけではなく、環境整備の積み重ねによって得られた患者からの信頼が次の看護につながるという経験から、「患者にとって大切なこと」を大切にする意味を学んでいました。

　また、同じグループの新人看護師も、「環境整備は、患者さんにとって環境を整える以上の意味をもつのだと実感した」「小さなことの積み重ねが、患者さんとの信頼関係につながっていくのだと思った」「患者さんが大切にしていることを、ベッドサイドから見つけていきたい」など、安藤看護師の経験から学び、今後の自分の看護に活かそうとしていました。

安藤看護師は、環境整備の積み重ねが信頼関係につながったのではないかと気づいたとき、何度も頷いていました。新人看護師にとって、環境整備は学生時代に学んでいる「すでに知っていること」であったと思います。しかし、自分の経験として振り返ることで、頭で理解していたこと（知識）が、「そういうことだったのか」という身体感覚を伴う学びに変わったのではないかと思いました。

6）支援者の課題と展望

　このとき私は、患者である石井さんの反応（安藤看護師がゴミ箱の位置を整え続けていたら、大事な話をしてくれるようになった）に注目しました。石井さんの反応を手がかりに、安藤看護師が行ったケアの意味を考えてもらいたいと思い、「ゴミ箱の位置を整えることは、石井さんにとって、どんな意味があったのか」と問いかけました。安藤看護師は、「患者が大切にしていることを大切にしたケア」の意味を学んでいました。

　私は、支援の対象者（この場合は新人看護師）自身が、自らのケアの意味に気づいたとき、次の実践に向かって強く動機づけられることを肌で感じました。そして、リフレクションの支援者として、患者の反応に注目し、対象（この場合は新人看護師）が行ったケアの意味をともに考えることの大切さを学びました。

　私たちは日々、たくさんのことを経験し、たくさんの学びの種を拾っていると思います。しかし、意識していないと、その種をいつのまにか失くしてしまいます。研修などの場を活用してリフレクションを支援することは、学びの種を育て、「学んだことが実践に活かされない」「現場でたくさんのことを経験しているが、せっかくの経験が学びとして蓄積されない」という、冒頭に挙げた課題の解決に役立つように思います。**（河合麻衣子）**

引用文献

1) Saks, M. A. & Haccoun, R. R.：Managing Performance through Training and Development. Nelson Education. 2004.
2) 厚生労働省：新人看護職員研修ガイドライン【改訂版】，2014.
3) 日本看護協会：看護職の生涯学習ガイドライン，2023.
4) 中原淳，島村公俊，鈴木英智佳ほか：研修開発入門「研修転移」の理論と実践，ダイヤモンド社，2018.
5) Kolb, D. A.：Experiential learning：Experience as the source of learning and development. FT Press. 1983.
6) 松尾睦：職場が生きる 人が育つ「経験学習」入門，ダイヤモンド社，2011.

1

集合研修における支援
事例3 プリセプターシップ研修

1）現場の課題

プリセプターは、「新人看護師に成長してほしい」という願いや「一人前に育てたい」という責任感をもつ一方で、「新人看護師を育てなければならない」という負担感を感じやすく、疲弊してしまうことがあるように思います。

特にコロナ禍では、臨床実習を十分に行うことができなかった看護学生が新人看護師として入職しました。臨床現場で迎え入れる私たちにとっても、臨床実習が十分にできなかった新人看護師と働くことは初めての経験であり、彼らの教育背景や学びの特徴を理解し、どのように支援していくのか改めて考える必要がありました[1,2]。この頃、「ベッドサイドに行くことを不安に思う新人看護師をどのように支援したらよいのか悩んだ」という話もよく聞きました。

新人看護師を支援するとき、私たちは、意識せずとも自分が育てられたように新人看護師を育てようとする傾向があります。その方法が新人看護師に適している場合はよいのですが、教育背景や本人の特性に適していない場合、先輩看護師がよかれと思って行ったことが功を奏さず、かえってお互いを悩ませる結果となります。

また、同様の支援をしているつもりでも、A先輩とB先輩では、新人看護師に与える影響が異なることもあります。だからこそ、プリセプターは、新人看護師について知ると同時に、支援者としての自分を振り返ることが必要なのではないかと考えます。

2）研修の目的

私の所属する病院のプリセプターシップ研修では、新人看護職員支援に

おけるプリセプター自身の学びを振り返ることを大切にしています。その根底には、新人看護師は教えられるだけの存在ではなく、先輩看護師とともに看護を実践しながら、ともに学び合う存在だという考えがあります。

　新人看護師から先輩看護師にかけられる言葉は、ときに、先輩看護師自身の振り返りのきっかけとなります。新人看護師の気づきによって、先輩看護師が当たり前のように行っている看護の意味に気づくこともあり、先輩自身が力づけられる機会となっています。

3) 研修の構築と実際

　当院のプリセプターシップ研修は、新人看護師が入職する前年度の3月と、プリセプターシップ期間である6月頃に企画しています。

　研修では、教育体制や新人看護師の特性に沿ったかかわり方のヒントについての講義も行いますが、「プリセプター自身が新人看護師とのかかわりを通じて学んだこと」を振り返る時間を多く設けています。

　事前に記載してきた「ワークシート」(新人とのかかわりで難しかったことや工夫したこと、自分のかかわりによる新人看護師やチームの変化、自分自身の学びなどを記載)をもとに、グループで語り合ったあと、全体で共有します。

　「事例2」(p.76)の新人看護師研修と同様、研修をひとつのきっかけとして、実践と振り返りのサイクルを回していくイメージです。

4) 研修での支援の実際

プリセプターとして、新人とのかかわりで工夫したことの語り

上原看護師(プリセプター):新人看護師との振り返りのときに、「○○のとき、困っていたように見えたけれど、どうだったの?」と聞くようにしました。

支援者(私):新人看護師との振り返りのときに、上原さんから見えた新人看護師の様子を伝えてみたのですね。

上原看護師:そうなんです。

支援者(私):そのようにしたのはなぜですか?

上原看護師:新人さんは、わからないことがわからないのかなと思って。自分が新人のときも、困っていることをなかなか伝えられなかったので。気になった(新人が困っているように見えた)場面について、自分から新人さんに聞いてみました。

支援者（私）：そうなんですね。たしかに、新人さんは、わからないことがわからなかったり、自分が困っているということに気づけなかったりすることがありますよね。そのように伝えたとき、新人さんの反応はどうでしたか？

上原看護師：「たしかに、そうだった」という表情になって、困っていたときの状況を話し始めました。思い出したような感じで……。

支援者（私）：新人看護師さんは、上原さんが「困っていたように見えたけれど、どうだったの」と問いかけたことで、困っていたことに気づき、状況を自分の言葉で話せたのでしょうか。

上原看護師：そんな気がします。

支援者（私）：上原さんは、新人さんが自分の状況を言語化する支援をされたのですね。

上原看護師：（そうかもしれないとハッとした表情になる）

5）看護師の変化

当院では、「認知的徒弟制モデル」の考え方を参考にしています。松尾らは認知的徒弟制について、「高度な認知能力を必要とする仕事の進め方を、経験者が非経験者に指導する方法」と説明しており、6ステップ（①モデル提示、②観察と助言、③足場づくり、④言語化サポート、⑤内省サポート、⑥挑戦サポート）から成るとしています[3]。この6ステップに沿って考えると、私は、上原看護師が、④言語化サポートをしていたのではないかと感じました。

そのため、上原看護師（プリセプター）に、「新人さんが自分の状況を言葉にする支援をされたのですね」と伝え返すと、そうかもしれないというハッとした表情に変わりました。私はその表情の変化を見て、上原看護師は、自分のかかわり方にどのような意味があったのかを知り、自分の実践が整理されたように感じたのではないかと考えました。

この例に限らず、プリセプターからは、「新人看護師さんに質問されて、あいまいなまま行っていた技術を見直しました」「新人看護師さんが、自分（プリセプター）と患者さんとのコミュニケーションの場面を見て、何気なく行っていたことを質問してくれて、自分がなぜそのようにしていたのか気づくことができました」「教えていると思っていたけれど、自分たちも学んでいたのですね」などの学びが挙がりました。

このことは、プリセプターという経験は、新人看護師を鏡として、自分

自身の患者ケアや教育をリフレクションする機会になるという気づきであるように思います。

6）支援者の課題と展望

①プリセプターを「挑戦的な経験」にする支援

プリセプターをはじめとする先輩看護師は、新人看護師の成長を支援する過程で「新人Aさんは、自立できている技術が少ない」「新人Bさんから報告がないので困っている」など、新人看護師の状況について話すことは多いでしょう。

一方で、「新人Aさんが技術を獲得することができるように、プリセプターとして行ったかかわりが適切だったのか」「新人Bさんが報告できるように、プリセプターである自分はどのようにかかわったのか」など、プリセプターである自分自身について振り返ることは意外と少ないように思います。

そのため、プリセプターの支援者（支援者の支援者）は、プリセプター自身のかかわり（行動）が新人にどのような影響を与えたのか、ひいては患者にどのような影響を与えたのかを振り返り、プリセプター自身が自分の学びに気づく機会をつくることが大切ではないかと考えます。

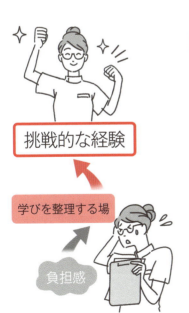

松尾らは、専門職の経験学習のプロセスに関して、専門職ごとに相違点がありながらも、基盤となる能力の獲得後に挑戦的経験による学習の深化が起こることは共通していると述べています[4]。プリセプターという経験は、新人看護師を育てることを通して自分も育っていく、新人看護師とともに学びを深めていくという挑戦的な経験であると考えられます。

負担感を抱いてしまうこともあるプリセプターという経験を、成長につながる挑戦的な経験に変換するために、プリセプターの支援者には、プリセプター自身が経験をリフレクションし、学びを整理する場をつくることが求められているのではないかと思います。

②中堅以上の看護師の成長を促す支援

中堅以上の看護師のモチベーションを維持するにはどうしたらよいか、成長を促進するためにはどのようにしたら

よいかという声もよく聞きます。

ベナーは、看護師の熟達化のプロセスを5段階（初心者レベル・新人レベル・一人前レベル・中堅レベル・達人レベル）で示しており、各段階に適した育成の方法について述べています[5]。また、同じく著書の中で、中堅レベルの看護師の育成には、臨床状況を材料にして、その状況に対する自分の理解の仕方を説明することが役に立つことを示しています[5]。

中堅看護師が、自分の臨床判断を伝えながら、新人看護師とともにケアすることは、臨床状況に対する自分の理解の仕方を説明しそれを体現することそのものであるため、新人看護師の育成は、中堅看護師の育成に適した機会であると考えられます。

当院では、可能な範囲で中堅レベル以上の看護師がプリセプターの役割を担うようにしています。中堅看護師からは、「新人看護師の問いに答えるうちに、自分が何気なく行っていたケアの意味に気づくことができた」「新人看護師の気づきが、自分自身のケアの承認になった」という声をよく聞きます。

これらの学びは、新人看護師が抱く、純粋で、時に核心に迫る気づきが、先輩看護師の思考と行動を触発し、先輩看護師の学びにつながっているということだと考えます。

永田は、リフレクションを中心とした経験学習支援は、「成長支援の準備」「仕事のアサインメント」「リフレクション支援」の3ステップから構成されていることを明らかにしています[6]。

そのため、プリセプターへの支援者には、リフレクション支援だけではなく、プリセプターという役割への動機づけや、プリセプターが役割を発揮できるような環境づくりも含めたサポートが求められると思います。

（河合麻衣子）

引用文献
1) 河合麻衣子, 山内典子, 他：COVID-19の影響で臨床実習が制限された新人看護師に対する先輩看護師の認識と新人看護師への支援, 第26回日本看護管理学会学術集会講演集, 2022.
2) 河合麻衣子, 山内典子, 他：COVID-19の影響で臨床実習が制限された看護学生（現新人看護師）の経験と望む支援, 第26回日本看護管理学会学術集会講演集, 2022.
3) 松尾睦, 築部卓郎：看護師長・医師を育てる経験学習支援　認知的徒弟制による6ステップアプローチ, 医学書院, 2023.
4) 松尾睦編著：医療プロフェッショナルの経験学習, 同文舘出版, 2018.
5) パトリシア ベナー著, 井部俊子監訳：ベナー看護論 新訳版　初心者から達人へ, 医学書院, 2005.
6) 永田正樹：リフレクションを中心とした経験学習支援　マネジャーによる部下育成行動の質的分析, 日本労務学会誌, 2021, 22(1), p.4-19.

1 集合研修における支援
事例4 実習指導者研修

1）現場の課題

文部科学省は、看護実践能力育成における臨地実習（以下、実習）の意義について、学生が看護場面において「看護する喜びや難しさとともに、自己の新たな発見を実感」することを掲げています[1]。

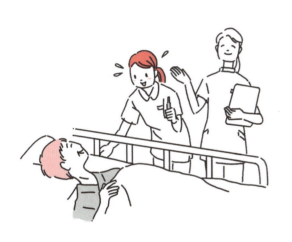

一方、病院では昨今の在院日数短縮化などの社会情勢により、実習の機会は縮小傾向にあります。この中で実習指導者には、学生の学びの到達度に関心を寄せ、学生が「看護する喜びや難しさとともに、自己の新たな発見を実感」できるように支援することが求められます。ここに役立つのがリフレクションです。

2）研修目的

私の所属する病院では、実習指導者とクリニカルコーチ＊（合わせて以下、実習指導者）が中心となって初心者（novice）である学生を医療チームの一員として迎え入れ、実習支援にあたっています。

実習指導者のリフレクション支援は研修の形ではなく、2カ月に一度開かれる「実習指導者・クリニカルコーチ連絡会」の中で部分的なセッション（以下、セッション）として行っています。

セッションの目的は、以下の2つです。

- 実習指導者自身が、看護場面で、看護する喜びや難しさとともに、自己の新たな発見を実感すること
- 実習指導者が学生に対して、看護する喜びや難しさとともに、自己の新たな発見を実感できるよう支援するためのヒントを見出すこと

3) セッションの構築と実際

　セッションは年に3回、約50分ずつ行います。年度はじめの1回目は初めての参加者に配慮し、経験学習とリフレクションの講義を10分行い、その後30分、3人でリフレクションのグループワークをし、残りの10分で学びを全体共有します。2・3回目は、講義がない分、リフレクションのグループワークを40分行います。

　グループワークのテーマは、1回目は「印象に残っている自身の看護実践」、2回目は「印象に残っている学生の実習支援」です。リフレクションによって実習支援のヒントを見出した後、3回目は、それらを意図的に実践し、さらに学んだことを共有します。実習指導者は、セッションの当日までにA4用紙1枚程度で自分が経験した事例を記述して参加します。

　最初に自身の看護実践のリフレクションを行う理由は、学生の実習を支援するには、実習指導者が看護場面で「看護する喜びや難しさとともに、自己の新たな発見を実感」する経験を自分事としてわかっていることが大前提だからです。

　また、学生に対してよい支援を行うには、「聴き手の問いかけと態度により語りが引き出される経験」「自分の中から実践の意味や価値が言葉になっていく経験」について、その驚きや喜び、やりがいを含めて実感的にわかっていることが必要です。

4) セッションでの支援の実際

　グループワークでは、記述してきた自身の経験の事例についてひとりずつ語ります。語る人以外、全員が聴く人になり、語る人の話に注意深く耳を傾けます。この際、語りを理解して聴くことが重要なので、必要に応じてメモしても構いません。支援者はファシリテーターを担い、時間管理をしつつ、聴く人のひとりとしてグループに入り込み、問いかけも行います。

ここで、実習指導者歴2年目の津島看護師の1回目・2回目のセッション事例を紹介します。

①1回目のセッション（看護実践のリフレクション）

　津島看護師は1回目のセッションで、新人時代の神経内科病棟での事例について語りました。津島看護師は患者の名前を覚えていませんでしたが、患者とかかわった場面を鮮明に記憶していました。高齢の男性で、身体の筋力低下を自覚して受診し、入院して精査を行った結果、筋萎縮性側索硬化症と診断され、医師から告知を受けました。このとき、男性はとても冷静でした。津島看護師は「自分だったらショックを受けて立ち直れないと思うのに、なぜこの患者さんはこんなに冷静でいられるのだろう」と驚き、疑問を感じました。そこでご本人に尋ねたところ、昔、結核に罹った当時に開発された薬で治癒した経験から、先のことはわからないから希望をもって生きているのだと話してくれました。

　以下は、この語りの後の津島看護師とグループメンバーとの対話です。

新人の頃に出会った患者についての語り

支援者（私）：新人の頃の記憶が津島さんに鮮明に残っていることに驚きました。なぜ、津島さんの中にこの方のお話がこんなに印象に残っているのでしょうか。

津島看護師：私だったらショックで立ち直れないと思いました。でも、この患者さんは違っていました。ここまで前向きにとらえていることに感銘を受けました。

支援者（私）：私も感銘を受けました。津島さんが、この方から学んだことは何だったのでしょうか。

津島看護師：患者さんが病気や出来事をどのようにとらえているかは、本人に聞かなければわからないということを学びました。

支援者（私）：それは今も、津島さんの大事にしている看護なのですか？

津島看護師：（考えながら）患者さんに対して気になることがあったら、今、尋ねてもよいかを確認して、思いを聞かせてもらっています。

グループメンバー：なるほど。私も学ばせてもらいました。

　津島看護師は患者の前向きな姿に感銘を受け、このエピソードを聴いたグループメンバーも同じように、彼の姿勢や生き方に心を打たれました。また、「何を学んだか」という支援者からの問いに対して、津島看護師は、患者が感じ、考えていることは実際に本人に聞かなければわからないこと

を学び、時を経た今もなお、このかかわりからの学びが自分の中に生き続けていることに気づきました。

②2回目のセッション（実習支援のリフレクション）

2回目のセッションは2カ月後に行われ、津島看護師は1年前に経験した学生へのかかわりについて語りました。

以下の対話から、1回目のセッションで語った津島看護師の経験が、学生の実習支援にもつながっていることがわかります。

実習指導者として学生にかかわった際の語り

津島看護師：学生が、術後2日目の受け持ち患者に具合を聞きたいのに、それが患者さんの負担になってしまう気がして、声をかけるのをためらっていました。そこで、私は学生に、自分の新人時代のエピソードを話し、「今尋ねてもよいか」と声をかけて聞いてみることを後押ししました。

支援者（私）：1回目に話してくれたエピソードですね。

津島看護師：そうです。それから学生は一人で訪室し、患者さんに「今、具合を尋ねてもいいですか？」と聞いていました。「いいですよ」との了承を得て、具合を聞くことができていました。その後、学生は「患者さんが話してくれた」と嬉しそうに私に伝えてきました。

グループメンバー：学生さんが嬉しそうに伝えてくれるなんて。私も津島さんのように、うまくいったケアを学生さんが喜んで伝えたくなるような指導者でありたいです。（グループメンバーの支援者全員が何度もうなずく）

津島看護師：（嬉しそうな表情）

支援者（私）：いつも、何を大事にして学生さんにかかわっているのですか？

津島看護師：（しばらく考えて）学生が自分の力で頑張れたと思えるように意識しています。

グループメンバー：学生さんが自分の力で頑張れたと思えるような支援、私も大切にしたいです。

津島看護師は、患者への負担を気にして声かけをためらっている学生を気にかけ「患者さんに対して気になることがあったら、今、尋ねてもよいかを確認して、思いを聞かせてもらう実践」を学生に伝え、後押ししています。

学生は、患者に具合を尋ねてもいいかを確認し、話を聞くことができました。さらに、学生がそれを嬉しそうに津島看護師に伝えてきたという語りに対して、グループメンバーが自分もそのような実習指導者でありたい

と共感しています。

5) 看護師の変化

　2回のセッションを通してみると、津島看護師は自身の経験から学んだことを大事に、「学生が自分の力で頑張れたと思える」ように、「患者さんに対して気になることがあったら、今、尋ねてもよいかを確認して、思いを聞かせてもらう実践」を学生が経験できるように支援していたことがわかります。

　津島看護師は自分の中で当たり前になっている「大事な実践」の意味に気づき、グループメンバーもその言葉に感動しました。

　津島看護師が「看護」と「支援」でそれぞれ大事にしていることを言葉にできた変化について、そこに何がかかわっていたのかに着目してみます。

　支援者から投げかけられた問いは、1回目のセッションでは「それは今も、津島さんの大事にしている看護なのですか？」であり、2回目では「いつも、何を大事にして学生さんにかかわっているのですか？」というものでした。いずれも対話の終盤で、経験を通して大事にしていることを尋ねています。

　この問いかけの前には、ありのままを共感的に聴く支援者の姿勢、それが創り上げるグループ全体の場の雰囲気の中での対話があり、それにより津島看護師は、自身の経験を語ることができました。

　自身の経験を語ることで、それが意味あるものとして浮かび上がるプロセスを経て、津島看護師は最後に、大事にしている「患者への看護」や「学生への支援」を言葉にできました。この対話の中で津島看護師は「自己の新たな発見を実感」しているといえます。さらに、津島看護師のみならず、対話から紡ぎ出されたその言葉に、支援者やグループメンバーも看護実践や実習支援に活かせるレベルで学んでいることがわかります。

6) 支援者の課題と展望

　実習指導者が、自身の実践で大事にしていることの意味や価値を見出せるように支援すると同時に、実習指導者が学生に対して、患者ケアの経験から学べるように支援できる環境を整えることが支援者の課題です。

　実習指導者は、「学生の成長を目の当たりにすること」「指導が学生に届いていると実感すること」「患者に良い変化が生じること」にやりがいや喜

びを感じるとされています[2]。

　今後は、実習指導者がこのような実感を得られるような支援を検討し、更新していきたいと思います。　　　　　　　　　　　　　　　（山内典子）

＊クリニカルコーチ：本学の医療施設において、自部署の看護実践において熟達した臨床力を有し、かつ自らが常に学習する態度で仕事に臨むことで看護職員としての基本的能力を発展させ、自部署の看護師などに対してそのキャリアを支援する立場で教育・指導を行う者。

引用文献
1) 文部科学省：臨地実習指導体制と新卒者の支援＜https://www.mext.go.jp/b_menu/shingi/chousa/koutou/018/gaiyou/020401c.htm＞（2024年8月7日確認）
2) 井上留美，三重野英子，末弘理恵：実習指導者の実習指導に前向きに取り組むための課題—実習指導の原動力となる思いを通して，日本看護学会論文集 看護教育，2010，41，p.49-52.

2

OJT における支援
事例5 **患者の見守り**

1) 気になる患者のそばにいる

　私の所属する病院では、看護師が終日、スタッフステーションには戻らず、患者のベッドサイドで仕事を行う看護提供方式を行っています。気になる患者のそばにいることで、患者の潜在的なニーズをとらえ先取りの看護を実践することや、異常の早期発見をねらいとしています。

　橋本さんは認知症があり、原疾患に対し胸腔ドレナージを行っている患者です。基本的に、看護師ひとりが日勤で担当する患者は4〜5名ですが、橋本さんを担当する看護師は、日頃から橋本さんのそばで業務を行うことが多い状況でした。橋本さんは採血データも改善傾向で、病態は落ち着いていたのですが、ドレーンが入っていることを忘れて動いてしまうため、ドレーンが抜けないように常に見守る必要があったからです。

2) そばにいたほうがいい、という気づき

　ある日の担当は、2年目の谷川看護師でした。橋本さんは、ドレーンを意識せずに何度も突然起き上がり、ベッドの上でソワソワと始終動いていました。谷川看護師は橋本さんの隣で記録をしながら、その都度、対応を行っていました。

　昼休憩を挟み、私も再度、橋本さんの病室へ行き、見守りをしながら記録をしている谷川看護師に、業務進行状況とともに患者の状態を尋ねました。すると、谷川看護師が不安そうな顔をしていることに気づいたため、私は以下のように声をかけました。

ある患者が気になるという2年目看護師の語り

支援者（私）：<u>何だか不安そうな表情に見えるけど、何か心配なことでもある？</u>

谷川看護師：相談したいことがあります。（橋本さんへ配慮しながら）私は、午前中は橋本さんのそばにいたけど、午後からは別の患者さん、樋口さんのそばにいたいと考えています。ただ、橋本さんのそばを離れるとドレーンが抜けてしまう可能性もあります。橋本さんの見守りを他のスタッフにお願いしようと思いましたが、午後から緊急入院が多いため、みんな手が空いていないんです。でも、だからと言ってセンサーをつけるのは絶対に避けたいんです。

支援者（私）：<u>（樋口さんの午前中の状況は把握していたため、そばにいる必要があると考えている谷川看護師の思いを知りたいと考え）</u>どうして昼からは樋口さんのそばにいたいと思ったの？　谷川さんが、そのように思った理由があったら教えてもらえる？

谷川看護師：樋口さんは、抗がん剤治療後で血球が低下したうえに炎症値が上がっています。朝のバイタルは発熱が持続している以外は変わりなかったし、トイレにも普段通り独歩で行けました。ただ、朝食の摂取量が少なかったにもかかわらず、お昼ご飯もほとんど摂取できませんでした。日常生活は自立していますが、状況的にはショックを起こす可能性が高いと思うし、何となく樋口さんが普段より元気がないような気がするので、今は樋口さんのそばにいることがベストだと思ったんです。

3）「ケアの意図」を振り返る習慣

　私は、谷川看護師が入職1年目のとき、「業務に追われて、患者のそばにいてもちゃんと患者をみれているのかわからなくて情けなくなるんです」とたびたび言っていたことを思い出しました。

自分の成長についての語り

支援者（私）：すごいね。しっかり病態のアセスメントができているからこそ、今は樋口さんを優先するべきだと考えることができたんだね。あと、何となく元気がない樋口さんに気づいたのは、普段からしっかりと樋口さんを見ているからこそわかることだよね。

谷川看護師：（とても嬉しそうな表情をして）ありがとうございます。確かに、1年目のときにはやるべきことに追われて、ただただ業務をこなすことが

精一杯でした。誰のそばにいても、一番気になるのは、いつも危険な行動をする患者さんや、認知症で目が離せない患者さんのことばかりを思い浮かべていました。

支援者（私）：でも、今日は違う患者さんのそばにいる必要があると思ったんだよね？　なんでこんなふうに考え方が変わってきたんだと思う？

谷川看護師：（しばらく考えた後、自信に満ちあふれた表情をしながら）私の知識と経験が増えたことが一番大きいと思います。あとは、日々、師長さんやリーダーさんから「ケアをする意図」を聞かれることが多かったから、最近は自分で振り返りを行って、何のためにこのケアをするのか、何で相手がこんな反応をしたのかと考える習慣がついたからだと思います。橋本さんは、見守りは必要だけど病態的には落ち着いている。看護補助者さんと協働して、見守りをしてもらうこともできると思います。でも、今日の樋口さんは、バイタルに変化が起こるリスクが高いので、そばにいるのは異常を察知できる看護師でなければならないんです。（誇らしげに）

支援者（私）：半年前に比べると、すごく成長してるね。患者さんの病態を正しく理解し、的確なアセスメントをする力がついてるね。それと、新人の頃から変わらず、他者を思いやる優しい気持ち、これからも大事にしてほしいと思ってるよ。橋本さんは、私と看護補助者さんで順番に見守りをするから、すぐに樋口さんのところに行ってください。

谷川看護師：ありがとうございます。（ホッとした表情で樋口さんの元へ向かった）

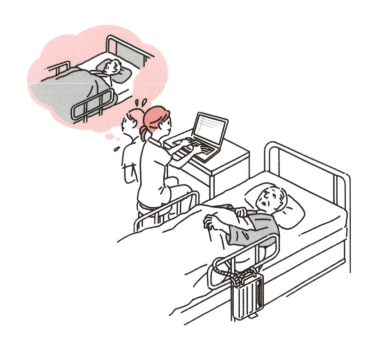

4）看護の喜びにつなげていくこと

　その日、樋口さんは大きな変化なく経過しましたが、谷川看護師がそばにいると「俺が今日、一番きつい日ってわかったと？　なんか、いつもと違って体調がおかしいんよね。何となく不安だったから、そばにいてくれたら安心する。普段は何でも自分でできるのに、今日は谷川さんがおってくれただけで、なんかあっても大丈夫って安心して過ごせたよ」と声をかけられたと、退勤前に報告がありました。

　日勤帯で担当患者が複数いる中では、どうしても認知症の患者や、病態的に指示が通りにくい患者のそばにいる時間が長くなりがちです。橋本さんのようにドレーン類が入っている場合は、特にマンパワーをかけています。

　それは、もちろん命に直結するような事故を起こさないためには重要であり、同時に人権や尊厳を守るために拘束類は避けたいという思いからです。ただし、樋口さんのように元々自立している患者であっても、治療内容や採血データなどと照らし合わせ、「今日は特に気をつけるべき状態である」と判断されることもあります。そのときに何を優先するのか、根拠をもって判断できる知識が必要となります。

　紹介した事例では、谷川看護師が時間の経過とともに経験値を増やし、そして貪欲に学び続けたことが、看護師としての確かな財産になっていました。それと同時に、彼女自身が行ったケアについて、うまくいったこともいかなかったことも、その時々で立ち止まり、ともに看護を振り返る時間を定期的にもち、素晴らしいケアについては継続看護ができるように看護計画に追加していく作業を行ってきたことで、暗黙知が形式知に変わっていったと考えます。

　私は、相手が何を意図してその行為に至ったのか、本人の思いや考えを自身の言葉で語れるように問いを行い、自然な語りを促すために、個々の適切な場所やタイミングを見極めて声かけを行うことを大事にしています。
　新人時代から谷川看護師を見てきた私には、新人時代に抱えていた不安を払拭して、自信をもって患者対応をしている姿がとても頼もしく感じました。また、谷川看護師自身が「看護をしている」という喜びを日々感じながら、いきいきと働く姿を見て、改めて、多忙な中でも日々立ち止まり、看護を振り返る時間をもつことの重要性を感じました。

（和田麻美）

2
OJT における支援
事例6 低血糖患者への対応

1) 場面の紹介

　私は、糖尿病をサブスペシャリティとする慢性疾患看護専門看護師で、病棟や外来で糖尿病患者の支援を行っています。インスリン注射の手技の獲得状況を確認するために、患者（以下、佐藤さん）の病室を訪室した際、血糖測定のために訪室した岡田看護師とかかわることになりました。

2) 支援するうえで大事にしていること

　私は、特に新人看護師に対しては、糖尿病看護の知識やスキルを身につけられるよう、現場で理論と実践をつなげることを大切に、教育的アプローチを行っています。支援するうえでは、看護ケアという行為には必ずその人の思考や感情、大切にしている看護が根底にあると考えており、意味あることとして大切に支援することを心がけています。

3) 初めて低血糖の患者をケアした新人看護師の事例

　岡田看護師は、4月から肝臓内科・消化器内科の混合病棟に配属された新人です。5月の集合研修で「インスリン投与中の患者へのケア」を受講し、低血糖の対処について学びました。研修を受けて半年が過ぎた頃、2型糖尿病と診断されインスリン治療を開始した佐藤さん（60歳代男性）を受け持ちました。

　ある日、岡田看護師は昼食前の血糖測定を行い「64 mg/dL」という結果をみて低血糖だと気づきました。昼食まであと30分です。岡田看護師が佐藤さんにお腹が減った感じがしないか、手の震えがないか低血糖症状について尋ねると、佐藤さんは「何となくお腹が減った気がする」と答えました。そこで岡田看護師は、「血糖値が下がっているのでブドウ糖を準備して

きます」と伝え、いったん病室を離れました。

　数分後、岡田看護師が空の紙コップとブドウ糖1袋をもって病室を訪れると、佐藤さんはキョトンとした顔をしています。私自身もブドウ糖を白湯に溶かして持ってくると思っていたため、想定外でした。しかし、佐藤さんの目の前で指摘すると、岡田看護師の対応に不安を抱き関係性が悪くなることや、岡田看護師の自尊心を傷つけてしまうかもしれないと考えました。そこで、岡田看護師の行為を否定するのではなく、佐藤さんがキョトンとした反応の意味を伝えるため、「ブドウ糖は粉末だし、このままじゃ佐藤さん、飲めないと思うよ」と伝えました。

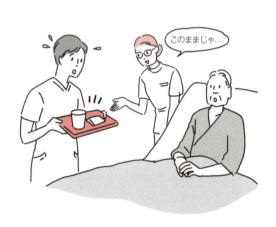

　すると、岡田看護師はテーブルの上にあったペットボトルのお茶とブドウ糖を佐藤さんに手渡そうとしました。佐藤さんはさらにキョトンとした顔をしています。私は、岡田看護師は低血糖に気づいているものの、ブドウ糖を溶かす方法を知らないかもしれないと考え、「白湯で溶かしたほうが飲みやすいよ」とアドバイスすると、空の紙コップとブドウ糖を持って病室を離れました。ここでは、佐藤さんの低血糖症状が軽度であり、私もそばについていることから、岡田看護師に低血糖の対処を経験してもらうことを大切にしました。

　今度は、岡田看護師が紙コップになみなみ注いだ白湯を持ってきました。それを見て佐藤さんは思わず「これはさすがに飲めない」と吹き出してしまいました。私も「これ全部飲むとお腹いっぱいになりそうだね」と伝え、もう少しで配膳されることを考えて、白湯を半分だけ飲んでもらうことにしました。15分後、血糖値は「81 mg/dL」まで改善し、低血糖の症状もなくなりました。

4）リフレクション支援の実際

　私は配膳後、ナースステーションで岡田看護師と振り返りの場をもつことにしました。経験こそが財産であり、岡田看護師が佐藤さんへのかかわりを通して看護師として成長するチャンスだととらえたからです。
　岡田看護師が血糖値を見て低血糖だと気づき、佐藤さんに低血糖の症状

について尋ねるという行為は、看護師として状況を判断しているということです。

行為の後の振り返り

支援者（私）：<u>さっきの佐藤さんへのかかわりは、どういう経験が役に立っているの？</u>

岡田看護師：5月に受けた集合研修での学びです。「は・ひ・ふ・へ・ほ」という低血糖の症状を学び、そのうち、佐藤さんが「は：腹が減った」でした。

支援者（私）：看護師として、臨床判断をしてケアにつなげているね。

岡田看護師：（嬉しそうに）患者さんの話を聞きながら自分で判断できることも増えてきました。ただ……ブドウ糖をどうやって飲ませていいかわからなくて。

支援者（私）：<u>（低血糖の対処に関して経験が乏しいのかもしれないと考え）こ</u>れまで、低血糖になった患者さんにかかわったことはあるの？

岡田看護師：高血糖の患者さんにかかわったことはあるのですが、低血糖になった患者さんは初めてで……。

　実は佐藤さんの低血糖に気づいた後、岡田看護師自身も困惑し、ナースステーションで先輩看護師に低血糖の対処方法について助言を求めていたこともわかりました。

　そして、先輩からブドウ糖と空の紙コップを渡され、私から「白湯でブドウ糖を溶かしたら飲みやすい」と言われ、別の先輩看護師から「白湯の量は適当でいい」と言われ、どのくらいが適量なのかわからないまま行動した結果が、「空の紙コップとブドウ糖を持ってくる」「お茶のペットボトルとブドウ糖を渡す」「紙コップになみなみ入った白湯を持ってくる」という行為につながっていたことがわかりました。

新人看護師の臨床判断

支援者（私）：不安だったね。でも一生懸命だったよね。あのとき、どういうことを考えていたの？ <u>（思考や感情について尋ねる）</u>

岡田看護師：早く佐藤さんの血糖を上げないと、って必死でした。（経験したことのない低血糖に対処しようと必死で頑張っていた）

支援者（私）：具体的にどうしたらいいか伝えてあげればよかったね。

岡田看護師：僕も、低血糖になったときのことを考えてケアできれば、もっとスムーズに対応できたと思います。

支援者（私）：(単なる反省ではなく、意味ある経験につなげたいと考え) 岡田
　　くんが低血糖に早く気づけたから、早く低血糖症状を回避できたね。佐藤
　　さん、血糖値を見て安心してたもんね。
岡田看護師：白湯を準備することで頭がいっぱいで、そんなふうに考えられ
　　ていなかったです。佐藤さんは低血糖が初めてなので、不安だったと思い
　　ます。次からはもっとスムーズに対応したいです。

5）この事例から学べること

　岡田看護師は、私との「行為の後の振り返り」を通して、行った看護を
言葉にすることで、集合研修で得た知識、つまり数値と症状を照らし合わ
せ「低血糖」と臨床判断をしていることが確認できました。新人看護師と
して着実に成長していることがわかります。ところが、岡田看護師はこの
経験を、「スムーズに対応できなかった」という反省事例としてとらえてい
ました。

　自分のケアの意味をとらえ直すためには、その行為による患者の変化を
とらえ直す必要があり、「患者にとってどうだったのか」を考えることが大
切です。

　ここでは、岡田看護師がブドウ糖を溶かした白湯を準備し、佐藤さんに
飲んでもらったことで早期に低血糖症状を回避できた経験こそが最も大切
であり、行ったケアが何につながったのかを言葉にする支援が大切と考え
ます。
　　　　　　　　　　　　　　　　　　　　　　　　　　　　　（岡佳子）

2 OJTにおける支援
事例7 清拭タオルの準備

　ここでは、看護係長が新人看護師へのリフレクション支援を行った場面についての語りから、新人看護師の実践の知恵が病棟全体に伝承された事例を紹介します。

1）ケアの場面での看護係長によるリフレクション支援

　藤本係長は、新人の細田看護師と一緒に患者の清拭ケアに入りました。細田看護師が清拭用のカゴに必要物品を準備してくれていたので、藤本係長は着替えやすいようにカゴから病衣を取り出し、パッと広げると、病衣の中から清拭タオルが飛び出したので驚きました。
　以下にご紹介するのは、清拭を済ませた後、洗浄室で後片付けをしながらの会話の場面です。

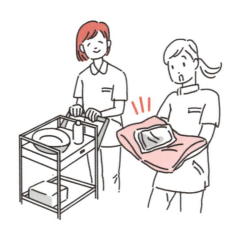

清拭ケアの後片付けをしながらの語り

藤本係長：細田さんは、清拭タオルを病衣に包んで準備してくれていたんだね。いつも、そんなふうに準備をしているんですか？

細田看護師：はい。清拭タオルが冷めてしまわないように、いつも包んで準備しています。できるだけ温かい状態で清拭タオルを患者さんに届けたいと思って。

藤本係長：すごいなぁ、私はそんな気遣いできてなかった。どうしてそのような準備の仕方をするようになったの？　誰かに教わったりしたのかしら？

細田看護師：学生のときの実習で、指導者さんから「病衣に包むとタオルが冷めにくいし、できるだけ温かいタオルで拭いてあげたいから」って教わりました。

藤本係長：学生のときからずっと続けられているのがすごい‼　患者さんにとっていいケアだから、私も次から細田さんのような準備をしようと思います。

2) OJT でのかかわりについてのリフレクション支援

看護リフレクションの支援についての語り

藤本係長：今日は細田さんの素敵な実践を見ることができて感動しました。

支援者（私）：藤本さんは、あの場面で細田さんに「いつも、そうしているの？」と問いかけていますね。その問いがすごいなと思いました。日々、業務が流れるように過ぎていく中で、そういうところは見逃されてしまいがちなところだと思います。どうして細田さんの実践に気づき、問いかけることができたのでしょうか？

藤本係長：まさか病衣の中にタオルが包まれているとは思っていなかったので、タオルが飛び出してびっくりしました。タオルを包んでいるのは、きっとタオルが冷めないようにする工夫かなとは思ったんです。こんな細やかさは私にはない視点だったし、実際に細田さんはどういう意図だったのだろうと、ちょっと気になって聞いてみたいと思いました。すると「できるだけ患者さんに温かいタオルを届けてあげたい」と細田さん自身のケアに込めた思いまで語ってくれました。何だかそんな思いでケアをしていることに感動しました。

支援者（私）：藤本さんの問いかけで、細田さんにとっては当たり前のことだった「清拭タオルの準備」といった行為の裏にある、細田さんケアの意図

や思いが表在化されたように感じました。

藤本係長：そうですね！　自分ではそのときは意識していなかったけど、細田さんに自身の言葉で語ってもらうことで、無意識に行っていたケアの意味や、その場面で大切にしている価値を共有できたんですね。

支援者（私）：さらに、藤本さんはケアの意図を確認するだけに留まらず、細田さんの実践につながっている経験についても聞いていますね。それはどうしてなのでしょう？

藤本係長：細田さんひとりでそのケアを導き出せたのか、先輩が教えてくれたのか、そんな素敵な視点を教えてくれる先輩がいたら、それはそれで嬉しいし。どうしてそのようなケアを導き出せたのか純粋に気になったから。

支援者（私）：藤本さんが、細田さんの実践や成長に常に関心を寄せ信じる姿勢が、いいタイミングで、リフレクションを支援する問いを投げかけることにつながっていると感じました。

藤本係長：何気なく行っていた私の問いかけが、リフレクション支援につながっていたのですね。日々の実践の中で、タイミングを逃すことなくリフレクション支援していくことの大切さに気づきました。

3）ともに看護を行う仲間に感動を共有する

　藤本係長の語りを通して、私自身、細田看護師の患者を大切にした優れた実践に触れ、感動し、その思いを本人にフィードバックしました。そして、細田看護師の実践を病棟のメンバーに共有できたらと思い、2人からの同意を得て、カンファレンスでそのエピソードを紹介してもらいました。

　他のメンバーからは「細田さんすごいね。そんなに丁寧な看護を私はできていなかったなぁ。次から私もその方法を取り入れてみようと思いました。細田さんのような優しい気持ちを少し忘れていた気がします」と語られ、新人の細田看護師がケアの中で大切にしているひとつの価値を共有することができました。

　そして、細田看護師からは、「学生の頃に学んだことで当たり前のように行っていて、あまり気にしていなかったけど、患者さんにとっていいケアだったことに改めて気づきました。これからも患者さんへの気持ちを大切に頑張りたいです」との発言がありました。

4）事例の解説

　この事例は、実践の場面でのひとつの行為について、藤本係長から新人

の細田看護師への**タイムリーな問いかけ**からすべてが始まっています。

この場面で「行為の意図」を問われていなかったら、細田看護師だけの実践に留まっていたと思われます。問いを通して、ひとりの看護師が普段当たり前のように行っていた、清拭タオルの準備の中にある**意図や価値観が言語化され、**さらに病棟内で共有されることで、**病棟での共通の価値として他者に伝承**されています。

藤本係長は、日々流れるように過ぎていくケアの場面の中にありながら、なぜ、その機会を見逃すことなく意図的な問いかけをすることができたのでしょうか。藤本係長の細田看護師へのかかわりについての語りをみると、「タオルを包んでいるのは、きっとタオルが冷めないようにする工夫かなとは思ったんです」と、ある程度細田看護師の**実践の意図を予測しながらも、予測のままで終わらせることなく、その意図を確認**しています。

そして、「こんな細やかさは私にはない視点だったし」と、新人の実践を信じ、そこから自分自身も学ぼうというフラットな姿勢が読み取れます。**ともに学び合う存在として新人を受け入れている**この姿勢があるからこそ、実践を聞いてみたいという純粋な関心につながっているのではないかと考えます。

東は、看護師にとっての新たな満足感は、そのほとんどが実践からの発見によって生まれ、その発見とは「自分のケアが患者にとって何を意味するのかを知ること」であり、それは実践を振り返ることによって得られる「知」であると述べています[1]。

藤本係長が行ったような、日々の何気ない実践場面での小さなリフレクション支援は、実践からの発見を生み、看護師の成長を支えるうえで重要なかかわりのひとつだと考えます。　　　　　　　　　　　　（境美幸）

引用文献
1）東めぐみ：経験から学ぶ看護師を育てる　看護リフレクション，医学書院，2021，p.40.

2 OJTにおける支援
事例8 看護を語る「場」をもち続けること

　本項では、チームで看護を語る「場」をもち続ける（リフレクションの「場」をもち続ける）ことにより、カンファレンスへの取り組み方が変化した一例をお伝えします。

　私は、部署の看護師ではない第三者という立ち位置で、チームで行うリフレクションを支援しています。実際には、支援というよりも「一緒に考える伴走者」のような存在です。

1）カンファレンスとリフレクション

　「カンファレンス（会議）」とは何か、改めて確認してみると、「関係者が集まって相談し、物事を決定すること」（デジタル大辞泉）と定義されています。一方、「リフレクション」は、「経験によって引き起こされた、気にかかる問題に対する内的な吟味および探求の過程であり、自己に対する意味を明らかにするもの」[1]、また「看護師が状況に沿った意図的な実践を行うために、一定の方法を用いて自己の実践を振り返り、実践に潜む価値や意味を見いだし、それを次の実践に生かすことによって、さらに状況に沿った意図的な実践を行うためのプロセス」[2]といわれています。

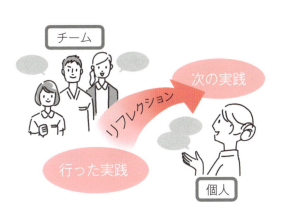

　私たちは、「よりよい患者ケアのために話し合い何かを決めること」と同時に「看護師の気がかり・違和感・感動など、心に残ったことをきっかけに自分たちのケアを振り返ること」も大事にしてきました。行った実践から学び、次の実践に活かすリフレクションは、看護師や看護チームの成長に欠かせない経験学習のプロセスであると考えているからです。

2)「チームで行うリフレクション」の支援の実際

　私は、コロナ禍でコミュニケーションの機会が減少し、お互いのことを知る必要性を感じたＡ部署の皆さんとともに、チームで看護を語る「場」をもつ取り組みを始めました。

　チームで行うリフレクションでは、印象に残った看護を語る看護師だけではなく、語りの「場」にいる他のメンバーも、自身の実践とその背景にある経験や価値観を伝え合うようにしています。

　チームでつないでいるケアの全体像を描くイメージで、お互いに「そのとき、どのようなケアを行っていたのか」「どのような場面で、どのような感情を抱いたのか」「それは何を大切にしているからなのか」「私たちのケアは、患者にとってどのような意味があったのか」などと問いかけながら、一人ひとりが自分の看護を言葉にします。

　語り手にアドバイスをするのではなく、その経験に耳を傾け、語り手の「語り」から想起したことを伝え合っています。

　そして、伝え合うことと同時に、聴くことも大事にしています。あまり話をしていないメンバーがいたとき、進行係などが「○○さん、どうですか？」と声をかけてみることはありますが、無理に語ることを求めたりはしません。語りたくないときもあると思いますし、その「場」にいて、聴くことで気づくこともあるからです。

　ある若手の看護師は、「自分は業務ばかりで看護ができていない……」と悩んでいましたが、チームメンバーが看護を語る「場」にいて、語りを聴くことで、「自分も看護ができていたかもしれないと思った」と話してくれました。

　新人看護師や中途採用者など、まだチームになじめていない段階では、語りを聴いた感想を伝えるという参加の仕方もあると思います。新しいメンバーの気づきは、既存のメンバーが「自分たちのチームの看護」に気づくきっかけになります。

　このような看護を語る「場」をもつにあたり、「語りの前」「語りの当日」「語りの後」で次のような支援を行っています。

語りの前

・コアメンバーと事前に打ち合わせを行う。

・リフレクションの目的や進め方、グランドルール、使用するワークシート等について、部署に合った方法を一緒に検討する。

・コアメンバーは関心をもつ看護師なら誰でもよいが、管理者・主任クラス・リーダークラスの看護師を含んでいたほうがなおよい。

語りの当日

・支援者（私）は、参加する場合も参加しない場合もある。

・支援者（私）が参加する場合も、部署の看護師ではないため、進行役や書記は担わない。

・支援者（私）は第三者としての役割を意識し、語られたケアの内容だけではなく、語る場の動きやメンバーの様子などを観察し、伝えることを心がける。

語りの後

・コアメンバーと支援者（私）で振り返りを行う。

・語りの場（リフレクション場面）をリフレクションし、今後にどのように活かしていくのかについて考える。

3) リフレクションを継続したことによる変化

　リフレクションを継続したことによって、どのような変化があったのかを振り返ると、A部署の看護師から次のようなことが語られました。

> 着座の場だけではなく、日頃の会話の中でも、「どうしてそう思うのか？」と、お互いが実践しているケアの意図を理解しようとすることが増えた。

　これは、日常のコミュニケーションの中で、リフレクションのきっかけが生まれているということだと思います。東は、実践を語り、その実践を聴くという対話は、ちょっとした時間で行うことができると述べています[3]。たとえば同僚に、「〇〇さんが、あなたのおかげでよく眠れたとおっしゃっていたよ。どんなケアをしたの？　どうしてそうしようと思ったの？」と伝えると、同僚の中では、自然とリフレクションが始まり、「私は、どうしてそのケアをしようと思ったのかな？」と考え始めます。

　看護を語る「場」をもち続けることで、日常の中にリフレクションのきっかけがうまれるようになったのは、大きな変化だと感じています。

困ったことがあったら、抱え込まずに、カンファレンスを呼びかけ、チームで考えることが増えた。そのときに、患者のことだけではなく、看護師自身の感情や思いを含めて表出し合えるようになった。

　あるカンファレンスでは、虐待が疑われる患者Bくんへのケアがテーマでした。C看護師は、Bくんとその家族の状況について話すだけではなく、「Bくんの過剰な反応が自分の対応のせいではないか」と悩み、「自分の対応は間違っているのではないかと不安に思いながらケアしている」ことなど、看護師である自分自身の思いも語りました。

　ほかのチームメンバーも、C看護師の思いに呼応するように、自分がBくんにどのような思いをもって、どのようなケアをしているのかを語りました。チームメンバーは、お互いの思いや日頃のケアを知ることで、Bくんにとっては感情を吐露できる看護師、強気でいさせてくれる看護師など、さまざまな役割の看護師の存在が助けになっていることを実感していました。

　Bくんの過剰な反応に悩んでいたC看護師は、「自分の対応が悪いから感情をぶつけられる」という認識から、「感情を吐露できる相手だと思ってくれている」という認識に変わりました。

　ケアの背景にある思いを含めて理解し合うことは、悩んでいるのは自分だけではないことを知ったり、自分とは違った見方があることを学んだりする機会となります。C看護師のように、状況のとらえ方が大きく変化することもあります。

4）支援の振り返り

　私は、A部署の皆さんと看護を語る「場」をもち始めて、今まであまり看護を語ってこなかったことに気づきました。患者のことは話していても、看護師自身の話をしていなかったことに、看護を語り始めて気づいたのです。

　最初は看護を語る「場」をもつことに抵抗を感じるスタッフもいましたが、部署の看護師と相談し、その部署に合った方法を模索してきたことが、看護を語る「場」の継続につながっているのではないかと思います。

　「場」を共有することは、共通の経験をつくることであり、よい「場」をつくることは看護管理者の役割である[4]といわれます。A部署の管理者は、

106　Chapter Ⅲ　事例でわかる看護リフレクションの支援の実際

よりよいケアを提供するために、部署のスタッフと相談しながら、看護を語る「場」をもち続ける覚悟をしました。その結果、A部署では少しずつ看護を語ることが定着し、よいケアが受け継がれ、他の患者のケアへと広がっていきました。私は実例を通して、看護を語る場は知の共有の場[5]となり、患者ケアにつながるということを改めて学びました。

　そして、一人ひとりのケアがつながって、チームとしてひとつのケアが成り立っていると感じられたとき、お互いをかけがえのない存在として認め合うことができるのではないかと感じました。　　　　　　　（河合麻衣子）

引用文献
1）ドナルド・A.ショーン著，柳沢昌一，三輪健二訳：省察的実践とは何か　プロフェッショナルの行為と思考，鳳書房，2007.
2）東めぐみ：看護リフレクション入門　経験から学び新たな看護を創造する，ライフサポート社，2009.
3）東めぐみ：看護リフレクション，医学書院，2021.
4）井部俊子監修，勝原裕美子編集：看護管理学習テキスト第3版，第4巻　組織管理論，日本看護協会出版会，2024.
5）野中郁次郎，竹内弘高：知的創造企業［新装版］，東洋経済新報社，2020.

3
面談における支援
事例 9 リーダーナースとの面談

1) 意欲的なリーダーナースとの出会い

　私が、ある病棟の病棟師長として異動した直後に出会ったリーダーナースが松本看護師です。最初の印象は「向上心が高く勤勉家。組織へ貢献したいという熱意がある。意欲的にさまざまな取り組みを行っている。自分にも他者にも厳しい、頼れるリーダー看護師」というものでした。

　自身のことだけでなく、常に部署のことを考えており、最初の面談の際に、部署の課題やそれに対する対策について、自ら取り組みたい内容を話してくれました。松本看護師がやりたいことに対して、私は概ね賛成でしたが、管理者としてもう少し部署の状況を把握してから実行したいと思い、松本看護師との対話を続けながら、部署の様子をみることにしました。

　私は計画を実行する際に、松本看護師にリーダーを任せられるかを判断するため、後輩とやりとりをする場面に意図的に耳を傾け、どのような会話をしているのか様子をうかがっていました。指導で伝えている内容はどれも妥当であり、松本看護師が後輩を指導しているという事象に大きな問題はありませんでした。ただし、会話の中から聞こえる松本看護師の言葉の語尾が強く、スタッフたちは萎縮して怯えているように見えました。

　スタッフ面談の際に部署の状況を尋ねると、松本看護師は「怖い人」というイメージをもたれていることがわかりました。

2) リーダーナースとの面談の実際

　2カ月ほど経過した際、私は再度、面談の機会をもち、松本看護師がやり遂げたいと言っていた計画について話を聞く時間を設けました。以下が、そのときの様子です。

私なんかがやっても、多分うまくいかない

支援者（私）：（アイデア自体には賛成だったので）ぜひ、その取り組みをやっていこう。うまくいくように一緒に作戦を考えよう。

松本看護師：（いつもの強気な姿からは想像できないようなか弱い声で）私がリーダーをやるとうまくいかないかもしれない。

支援者（私）：なんで、そう思うの？

松本看護師：私が指導してたら怖いみたいで、相手が私の目を見てないんです。師長さんは上手にスタッフの力を引き出せるから、師長さんが進めてもらえませんか。

支援者（私）：(松本看護師の成長の機会にしたいという思いから) 私が必ずサポートするから、リーダーは松本さんにやり遂げてほしいと思ってます。

松本看護師：（少し涙を浮かべて）どうせ私なんかがやっても、多分うまくいかないと思います。

支援者（私）：松本さんなら大丈夫だよ。もっと自信をもって。

松本看護師：師長さんは、何でそんなに私のことを信じてくれてるんですか？

支援者（私）：あなたの行動や言葉から、いつも周りのことを一番に考えてくれていることがわかるからだよ。松本さんのもってる力を私は信じてるから、リーダーを任せたいんです。

松本看護師：これまでの看護師人生の中で、注意をされることや指導をされることはあっても、私のことをここまで信じてくれる人に初めて出会いました。そして何よりも、それを言葉で伝えてくださり、承認されることは私の頑張る源になります。でも、後輩たちがついてきてくれるか自信がないんです。

支援者（私）：どうしたら後輩が松本さんについてきてくれると思う？

松本看護師：私の伝え方を工夫したらいいと思います。多分、伝え方が怖いから、目を合わせることができないんだと思います。

支援者（私）：そうだね。とても素晴らしい指導を行っているのに、それが十分に伝わらないのはもったいないよね。

　その後、後輩への指導方法について、松本看護師と何度もやりとりを重ねました。その中で、松本看護師の厳しい指導方法は、本人が過去に管理者や先輩から受けたように行っていることや、自分を認めてくれる人に出会えなかった経験から自己肯定感が低く投げやりな言葉につながっていたことがわかりました。私は、まずは松本看護師を肯定すること、承認することから始めました。

3）本人の気づきが、学びと実践へつながる

　面談を重ねていく中で、松本看護師はコミュニケーションスキルの必要性に気づき、「後輩指導の際の声かけの仕方」や「組織管理の方法」について学びたいと言って、研修へ積極的に参加し、学びを深めていきました。また、学んだ知識を部署内で共有し、日々の業務の中で自ら実践しようと頑張っていました。

　半年ごとの人事考課面談の際には、松本看護師の前向きな変化について管理者として承認の言葉を伝え、日々の実践の中で時折きつい口調になった際には、タイムリーにフィードバックをしました。「今、松本さんが伝えたかったことはどのくらい相手に伝わったと思う？」と声をかけると、ハッとした表情をして「多分、半分も伝わっていないと思います。ついつい、業務に熱中していると、他者への配慮が欠けてしまいます」など、自身の課題と向き合い、忙しい業務の中でも自らが変わりたいという意欲をもって取り組んでくれていました。

4）後輩看護師の声をフィードバックする

　その頃、スタッフ面談の際に、「松本さんのアセスメント力がすごい」「前から知識がすごいと思っていたけど、声をかけにくくて。でも最近、すごく優しく教えてくれるようになったので、何でも聞けるようになりました」「たくさん勉強になるから、松本さんと日勤が一緒のときは嬉しいです」などの声を聞くようになりました。

　こうした声は、タイミングを逃すことなく、松本看護師にフィードバックしていきました。

初めて、自分の居場所を感じました

支援者（私）：先日の面談で、スタッフたちが松本さんの変化を感じてくれていたよ。松本さんを頼りにしている後輩はたくさんいるし、あなたにもっと教えてもらいたいって言ってくれてるよ。頑張ってコミュニケーションスキルを学んで、実践できている成果だね。嬉しいね。

松本看護師：（うっすらと涙を浮かべ）そんなふうに後輩が言ってくれているんですね。初めて、この部署で自分の居場所を感じました。師長さんに出会ってなかったら、今の自分はいないと思います。

5）管理者としてのリフレクション支援

　管理者は、それぞれの看護師がもっている強みや弱みを十分に把握したうえで、本人の考えや感情を聞いていくことが大切です。思考を整理できるように質問を繰り返していくと、自身の言葉で安心して語ってくれるようになります。まずはその語りを理解しようとする姿勢を示し、気づきや自己分析を深めるために、しっかりとフィードバックを行っていきます。

　その際には、なるべく肯定的な言葉を使って、まずは「できている部分の承認」をすることを心がけています。答えは本人がもっていますから、それを引き出せるように問いを重ねます。本人が課題を見出したときには、管理者が全面的に支援することを伝え、それと同時に本人と一緒に目標設定を行うようにしています。

　自ら掲げた目標に向かって頑張っている過程を、定期的な面談でフィードバックしていくことも重要です。そして、リフレクションを行う際に最も重要なことは、信頼関係です。相手を信じて語る、その語りをこちらがしっかりと受け止めるという過程が重要です。「この人になら、自分の思いや感情を話すことができる」と思ってもらうためには、日常からの人間関係が基盤となります。

　事例の松本看護師は、この経験をきっかけに今でも成長をし続けています。リフレクションを通して管理者自身も自己成長を目指し、知識や技術を高め、支援の質を高めていきたいと思います。

（和田麻美）

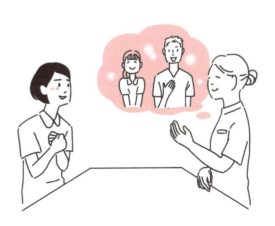

3 面談における支援
事例10 評価面談

1) 事例の紹介

　私の所属する病院では、評価面談は、期初・中間・最終の年間3回を設定しています。スタッフは病棟の年間目標に沿って、自身の役割や自己課題をもとに、年間の個人目標を目標シートに記載します。面談では自己目標と「看護実践者ラダー」の指標に沿って自己評価と自己課題を確認し、フィードバックを行います。

　ここでは「看護実践者ラダー」の指標に沿った自己評価をもとに、看護師長が面談の中でリフレクション支援を行った場面を紹介します。

2) リフレクション支援の実際

　私は看護師長として、日頃からスタッフ一人ひとりの看護実践での強みを大切にしています。面談は、その強みをフィードバックする大切な機会ととらえていて、私自身が観察した具体的な実践場面をもとにフィードバックするように意識しています。

　今回紹介する事例は、「看護実践者ラダーⅢ」を目指す、経験年数8年目の三井看護師との面談です。「ラダーⅢ」の指標に沿って、自己評価の内容を確認した場面になります。看護実践に関するラダー指標〈対象及び家族や周囲の人々、対象をとりまく環境や多様な価値観を考慮できる〉について、自己評価している語りです。

具体的なかかわりを語れるように促す

三井看護師：日頃から、患者さんやご家族がどのように病気や治療を受け止めているかを聴くようにしています。

支援者（私）：たとえばどんな場面ですか？　具体的なかかわりのエピソード

を教えてください。(自己評価の確認では、ほとんどのスタッフが抽象的な内容を語るので、具体的な場面についての問いを大切にする)

三井看護師：具体的なかかわりですか……すぐには思い出せないです。

支援者（私）：(三井さんの日頃の実践から、家族へのケアを大切にするところが強みだと私は思っているけど、本人はどうとらえているのだろうか？最近、三井さんがかかわっていた村上さんの話題を振ってみよう) 先日、クモ膜下出血で入院されていた村上さんのご家族へ、三井さんはとてもいいかかわりをしていたように思ったけど。

三井看護師：あっ、そうですね、村上さん。40代という若さで、クモ膜下出血で急に倒れて、意識も戻らない状態でご家族の動揺が強くて、気になっていました。先日、医師からお母様と妹さんへ厳しい病状説明があって、私も同席させてもらいました。医師からの説明中、妹さんはずっと涙を流していて、医師から「何かわからないことや聞きたいことはありませんか？」と言われたら、「何も聞きたくないです」と答えていて。

どうしてもその様子が気になって、そのあと妹さんにお時間をいただいて、お話を伺ったんです。普段から家族みんな仲がよくて、つい最近も妹さんのお誕生日に村上さんがケーキを作ってくれて、家族みんなでお祝いをしたばかりで、まだ信じられないと。先生に質問したら、さらに悪いことを伝えられそうで、怖いから聞きたくないと話してくれました。

家族の気持ちを引き出した言葉を尋ねる

支援者（私）：(泣いているご家族を目の前にして、どう声をかけるか、きっと迷ったに違いない。三井さんはどんなふうに声をかけて、妹さんの気持ちをうまく表出させることができたのだろうか？) 泣いている妹さんにどう声をかけるか、三井さん自身も戸惑ったかもしれないけど、どんな思いで、どんな声かけをしたのでしょうか？

三井看護師：お母様はしっかりと医師の話を聞かれていたのですが、妹さんはずっと泣きながら、先生と目を合わせることもなく「聞きたくないです」と話されました。その様子を見て、すごく心配になりました。村上さんは40代と若いから、ご家族がまだ受け止めきれないのも理解できるし、少しでも気持ちが楽になればと思って。

「お姉さまが倒れて、急なことで心配ですよね。夜とかちゃんと休めていますか？」って声をかけました。そしたら「心配であまり眠れていないです」って話されて、そこから少しずつ、誕生日のエピソードとか話してくださって。そしたら、来週が村上さんのお誕生日で「本当は家族みんなでお祝いをする予定だったのに」と妹さんが話されたので、私が「入院中ですけどお祝

いしてあげましょう！ 制限はありますけど、何かやってあげたいことが
あればお手伝いします」とお伝えしたら、「お誕生日のお祝い用のバルーン
アートを持ってきて飾ってもいいですか」って妹さんが提案してくださっ
て。素敵なバルーンアートを持ってきてくださって、お誕生日をご家族で
お祝いできました。

家族への声かけの意図を尋ねる

支援者（私）：「急なことで心配ですよね。夜とかちゃんと休めていますか？」
という言葉を選んだのはどうしてですか？ (きっとこの声かけにも三井さ
んの意図があるに違いない。これをきっかけに妹さんが思いを語ってくれ
ていることから、三井さんのかかわりのポイントではないだろうか)

三井看護師：私はいつもご家族とのかかわりで、休めているかどうかを聞い
ています。そして、看護師がご家族のことを気にかけていると伝えるよう
にしています。

支援者（私）：ご家族のことを気にかけていると、いつも伝えているのですね。
それはどういう意図があるのでしょうか？

三井看護師：ご家族の不安は患者さんにも伝わるので、ご家族が安心できる
ことが大切だと思っています。そして、ご家族に「休めていますか」と声を
かけると、それをきっかけに何か話してくれることが多いので、そのよう
な声かけをよくしています。あまり深く考えたことはなかったのですが、
聞かれてみると、そんな感じがします。

次の支援につなげるタイミングの計り方を尋ねる

支援者（私）：そうなんですね。今回、妹さんもその声かけをきっかけに、い
ろんなお話をしてくれたのですね。(そして、妹さんの語ってくれたお誕生
日のエピソードから、次の支援につなげるために絶妙なタイミングで誕生
日祝いについて提案している。その絶妙な判断は三井さんの優れた実践の
ひとつなのだと思う。ぜひ三井さんの言葉で聴いてみたい)「お祝いしてあ
げましょう」と、このタイミングで声をかけているのがすごいなと思いまし
た。このタイミングで伝えようと思えたのはなぜでしょうか？

三井看護師：妹さんが話してくださった内容から、ご家族がすごく仲がいい
ことを感じました。その大切な家族が突然倒れてしまった気持ちを思うと、
私も心が痛みました。何かできることはないかなと思ったときに、村上さ
んの誕生日が近いことを妹さんが話してくれて、こんな状況だからこそ、
家族の絆をつないであげたいと思ったのです。それで「お祝いしてあげま

しょう‼」と言いました。もしかしたら、そんな気分になれないかもと思って、私自身、躊躇する気持ちも多少ありましたが、お誕生日のエピソードを話していると妹さんの表情が少し明るくなってきたので、伝えてみようと思いました。すると「バルーンアートを持ってきて飾ってもいいですか」と妹さんが提案してくれたので、伝えてよかったとほっとしました。

ケアのアウトカムをどう評価したか尋ねる

支援者（私）：病室でお誕生日祝いをしたとき、妹さんとお母様はどんな様子でしたか？　その様子を見て、三井さんはどう感じましたか？（ケアのアウトカムとしてのご家族の反応について、三井さんはどう評価しているだろうか？）

三井看護師：とても嬉しそうでした。妹さんも笑顔で、村上さんに「お姉ちゃん、お誕生日おめでとう‼　早く元気になってね、元気になったらまた皆でお祝いするよ‼」って声をかけていました。まだまだ心配は尽きないと思うけど、ご家族が笑顔になれる瞬間があってよかったなと思いました。

支援者（私）：三井さんの「休めていますか」という声かけがなかったら、このケアは実現できていなかったのではないかと思います。三井さんのかかわりは、ご家族にとってどんな意味があったと今改めて考えますか？

三井看護師：そうですね。ご家族は、まだまだ現実を受け止めるのは難しいと思っています。お姉さんのために何かできたということは、妹さんの気持ちの支えに少しはなったのではないかと思いますし、家族のことを気遣っている看護師の存在が、少しでも支えになってくれてたらいいなと思っています。この前、久しぶりに妹さんにお会いして「あのときは声をかけていただいてとても心強かったです。お誕生日のお祝いができてよかったです」と話してくださいました。

看護実践での強みをフィードバックする

支援者（私）：語ってくれたこの事例からもわかるように、三井さんの実践を日頃から見ていると、家族関係や家族の思いを大切にして、いつも丁寧に話を聴き、患者さんやご家族が何を大切にしているかをとらえて支援し、患者さんやご家族からの厚い信頼を得ていると感じています。私は、そこが三井さんの看護の強みだと思っています。そして、ラダー指標にある〈対象及び家族や周囲の人々、対象をとりまく環境や多様な価値観を考慮した看護〉は、三井さんが語ってくれた実践そのものではないでしょうか。

三井看護師：患者さんやご家族のケアは、私が大切にしている看護のひとつ

115

だと改めて実感できました。いつも行っている、ご家族への「休めていますか」といった何気ない声かけが、次のケアにつながる一歩だったとは思いませんでした。これからも家族ケアを大切にしていきたいです。

3）看護師の変化と支援の振り返り

　評価面談では、実際の具体的なエピソードを聴いてみるのですが、思い出せないというスタッフが少なくありません。評価者である看護師長は、スタッフの日頃の実践に関心を寄せ、語るきっかけとなる場面をいくつか想起して面談に臨むことが大切だと感じています。

　今回の事例の三井看護師も、初めは思い出せないと言っていましたが、家族ケアについての話題を振ると、自分の看護実践についていきいきと語ってくれました。そして、問われることで実践の意味への気づきにつながっています。具体的な行動で評価することが求められる評価面談の場も、リフレクション支援のひとつの機会となると考えます。

（境美幸）

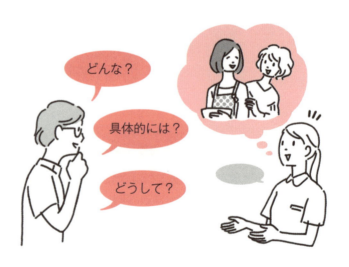

3 面談における支援
事例 11 教育サポーターによる面談

1) 教育サポーターによる面談のもつ意味

　私は看護部の「教育サポーター」として、主に看護師のストレスマネジメントやキャリア支援等の役割を担っています。

　新人看護師に対しては、定着支援として入職後3カ月・8カ月に面談を実施しています。入職して3カ月目を迎えた新人看護師は、夜勤が始まり、複数受け持ち等の業務拡大に伴い、業務量過多、力量不足、人間関係等に悩む時期です。また、看護師としての責任感が芽生えると同時に、個々の患者にかかわる時間が短くなることから「看護の実感がない」と悩む看護師が少なくありません。

　そのため、入職後3カ月の面談では、印象に残った患者とのかかわりや看護の実感の有無について問いかけ、自身の経験と看護を結びつけるようにしています。新人看護師は、自身の行っていることが看護だと認識することで、看護師としての自分を再認識でき、気持ちが明日へつながると考えます。ここでは、入職後3カ月目に面談して、自己の実践を看護と認識できた2事例を紹介します。

2) NICU でのケアの価値を見出す

　望月看護師は、大学時代も母性看護のゼミに所属しており、希望してNICU（新生児集中治療室）に配属されました。

おむつ交換は看護ではない？

支援者（私）：今、看護をしている実感がありますか？

望月看護師：点滴交換や医療処置にかかわると、看護をしている実感がします。でも、まだできることも少なく、おむつ交換とかが多いので「私たちっ

てお母さんの代わりをしてるだけだね」と同期と話しています。

支援者（私）：（NICU は低出生体重児や重篤な疾患を抱える新生児を対象にしており、すべてのケアに専門的知識や技術が要求される。<u>点滴や処置等と同じくおむつ交換も専門的知識や技術を使って実践していることに気づいてほしい</u>）NICU に入院しているベビーのおむつ交換って難しくない？　どんなことに気をつけているの？

望月看護師：（考えながら）点滴やチューブが抜けないようにとか、呼吸状態、モニターを見ながら、ベビーに負担をかけないように注意しています。ちょっとしたことで、ベビーは状態が変化するので怖いです。

支援者（私）：すごいね。それはベビーの状況がわかってないと、できないね。

望月看護師：（ハッとしてこちらを見て）そうですね。私、覚えることが多くて、点滴や処置をすることだけが看護のように感じていました。でも、専門的な知識がなければベビーのケアはできないです。これも看護でした。（すっきりした表情で）
「授乳で泣かれるのがつらい」と言って泣いていたお母さんがいたので、話を聴いて、私にわかる範囲で母親にできること（児の抱き方やポジショニング）を伝えたら、お母さんから「あなたのおかげで気持ちが楽になった。ありがとう」と言われてすごく嬉しかったことを思い出しました。ご家族へのサポートも、看護師の役割だと思います。（笑顔で）

支援者（私）：どうしてそう思ったの？

望月看護師：NICU にベビーが入院しているお母さんは、不安が強くて、自分を責めることが多いです。だから少しでもその思いに寄り添い、不安を軽くできればと思いました。

支援者（私）：どんな看護師になりたい？

望月看護師：ベビーの病態や状況を理解して、考えてケアができる看護師になりたい。ベビーだけでなく、ご両親の思いを理解し、寄り添える看護師になりたいです。

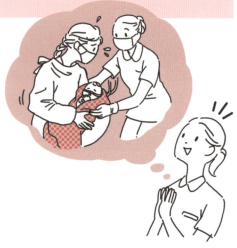

3）患者の思いを汲み取る看護

　山崎看護師は、消化器病棟に配属された1年目の男性看護師です。印象に残っている患者とのかかわりを問うと、92歳の吉野さんとのエピソードを話してくれました。

どうしても髭を剃ってあげたい

　吉野さんは退院するときに、山崎看護師を呼んで「君のように優しい心をもっている人はいない、一番感謝しなければいけない人だ」と言い、握手を求めてきた。山崎看護師はなぜだろうと不思議に思いながらも、その言葉がとても嬉しかったと話してくれた。

＊

支援者（私）：(吉野さんの言葉の意味を山崎看護師とともに考えたい) 何で吉野さんはそう言ったんだろうね？

山崎看護師：（首をかしげ、しばらく考えて）髭を剃ったからかもしれません。

支援者（私）：(さらに具体的な場面と状況から、ケアの意味をひもときたい) そのときの状況と、そう思った理由を教えてくれる？

山崎看護師：吉野さんが長期入院で、髭が伸びていることがずっと気になっていました。でも、日々やることに追われ、声をかける余裕はなかったです。その日は吉野さんの担当で、検温のときに「髭を剃りましょうか」と聞くと、「いいよ、忙しそうだから。今日も忙しいんだろう？」と言われました。確かにまだ数人のシャワー介助が残っており、一瞬迷いましたが、吉野さんの顔を見て、どうしても剃ってあげたいという気持ちが湧き上がりました。「残りの仕事が終わってからでもいいですか？」と聞くと、吉野さんは黙ってうなずきました。
　仕事が一段落してベッドサイドに行くと、吉野さんはベッドに座って手鏡を見ていました。「遅くなってすいません。髭を剃りましょう！」と声をかけました。そして、髭を剃り終わると吉野さんは笑顔で「ありがとう」と言い、うなずきながら、改めてじっと鏡を見ていました。剃ってよかったと思いました。家族が面会に来たときには、挨拶をして、一日の様子を伝えるようにしていました。

支援者（私）：それはなぜ？

山崎看護師：長期入院で面会制限もあったし、家族だったら入院中の状況を知りたいんじゃないかと思って。あと、ベッド周囲が汚れていたり、髭が伸びていたりしたら、家族が大事にされていないと感じると思ったから。

祖父との思い出

　山崎看護師は、高校生のときに胃がんで祖父を亡くしたことがきっかけで看護師を目指した。面会に行ったとき、祖父の髭は伸びて汚くなっていた。

＊

山崎看護師：祖父は元々、整容に気を遣う人で、何とかしてあげたいと思いましたが、そのときの自分には何もできずに無力感が残って、そのときの経験からかもしれません。

　吉野さんは、髭のことが気になっても、忙しそうにしている看護師には言えなかったのだと思います。自分たちが知らない思いを患者さんはいっぱい抱いているのではと思います。だから、患者さんの思いの奥を汲み取れるような看護師になりたい、そして、僕はその人らしさを大切に考えられる看護師になりたいです。（笑顔で）

4）患者とのかかわりから、看護の意味を見出す

　新人看護師は多くの経験をしていますが、自身の行っていることが看護だと気づかずに悩んだり、「看護をしていない」と涙したりすることがあります。そのため、面談の中では、具体的なエピソードから新人看護師が実践している看護を認識し、さらに発展させたいと思えるような支援を意識しています。

　また、「エピソードが思いつかない」と話す看護師には、昨日の行動を想起してもらい、朝の挨拶やケア場面等での自己の言動や思い、患者の表情や反応を振り返りながら、ともに考え意味づけすることで、実践と看護がつながるように支援しています。

　この時期の新人看護師にとって嬉しいことの多くは、患者からの「ありがとう」の言葉です。感謝の言葉や患者の笑顔から、自身の存在価値を感じ、やりがいにもつながっていくといえます。そのため、看護の意味を見出すときには、「ありがとう」のもつ意味をともに考えていくことも有効な支援だと考えています。

（内田敦子）

4 看護リフレクションの支援の広がり

　本項では、リフレクション研修における「2つの立場からの支援」を紹介します。ひとつは参加者の提出事例をもとにリフレクションした講師の立場、もうひとつは参加者の所属部署の師長という立場からの支援です。時系列に沿って述べていきます。

1　研修の準備

1）研修を企画した背景・目的

　医療情勢の変化、医療の高度化・複雑化に伴い、看護師に求められることはより多く、煩雑になっています。その中で現場の看護師からは、業務に追われて「看護をしている実感がない」「自分の看護に自信がもてない」という言葉が聞かれるようになりました。そのためＡ病院では、看護経験を振り返るプロセスを学び、語り合い、認め合うことで自己の行っている看護の意味や意義を見出せるのではないかと考え、新人看護職員を除く全看護職員を対象としてリフレクション研修を企画しました。
　目的は、「看護リフレクションを体験し、自己の看護実践を見つめ直し、看護の価値や意義を実感することができる」ことです。リフレクションを体験することにより自分の行った看護の意味づけができ、自信をもつことで、看護師としてのやりがいにつながるのではと考えました。

2）研修担当の外部講師の願いと研修構築

　外部講師（東）はＡ病院より依頼されて、一日6時間のリフレクション研修を構築しました。構築をするうえで大切にしたのは、Ａ病院の看護実践の現状を踏まえることであり、教育担当の内田師長と研修について打ち

合わせを行いました。

　研修構築は、①リフレクションに関する講義、②実践事例の記述を踏まえた看護実践を語る会、③グループワークで事例について分析的にリフレクションを行う、という3つを柱としました。参加者が事例をリフレクションする③のモデル例を、太田看護師の事例で作成することにしました。

3）研修参加への動機づけ

　太田看護師は3年目の男性看護師です。循環器病棟で2年半勤務した後、併設されていたCCU（冠疾患集中治療室）に異動となりました。CCUは重症度の高い患者が多く、異動後から「何もできない」と表情が暗くなり、看護に対する自信を失っていました。

　循環器病棟では3年目ながらリーダーシップを取り、いきいきと働いていたため、師長は何とか看護に対する自信を取り戻してほしいと願い、リフレクション研修へと誘いました。あまり気乗りのしない様子で、「何もしてないので、書くことがない」と言いながらも、提出した事例が講師の目に留まりました。後に太田看護師に聞いたところ「このままではいけない」という思いもあり、参加を決めたとのことでした。

4）太田看護師の事例

　研修の参加者は、事前に1600字程度の実践事例を提出します。その中から講師が太田看護師の事例を選択した理由は、「患者とのかかわりにおいて看護師の判断根拠が書かれていること」「患者の状況に応じて看護実践を修正し、患者に変化が生じていること」でした。

太田看護師の事例（抜粋）

　川崎さんはパーキンソン病の70歳代の女性です。心不全によってCCUに緊急入院しました。症状が安定せず入院が長期化し、川崎さんはイライラすることがあり「文句ばかり言ってごめんね」の言葉が出ることもありました。

　ある日、私が川崎さんの担当でした。検温時に清拭を提案すると「今日はいい。あれもこれもって嫌になってしまう」と川崎さんが清拭を断りました。私は身体面をアセスメントし、無理に説得するのは逆効果であると考えました。この出来事をカンファレンスで共有し、川崎さんへの対応として、看護師からケアを提供するのではなく、リハビリや清拭をいつにするのか一緒にスケ

ジュールを立て、川崎さんが主体的にケアを行っていけるようにしました。

次の受け持ちのとき、私は川崎さんと一緒にケアのスケジュールを立てました。川崎さんの希望が身体に負担をかけないかなどもアセスメントし、時には理学療法士などとも調整をしました。川崎さんは自らが決めたスケジュールどおりケアを行うことができ、一日を過ごせるようになりました。

　講師はこの事例を読み、患者が清拭を「断る」理由を身体面からアセスメントしている点、説得を行わなかった点、カンファレンスを行い患者と一緒にケアのスケジュールを立てるようかかわりを変えた点から、リフレクションを行いたいと考えました。

　患者が看護師の提案を断るケースは、臨床では普通にみられます。太田看護師のように、患者の言動や状況をその場で判断し、アプローチを変更していることは実践においてはよく起こっていることですが、自分では意識しにくいため、多くの看護師の模範例になると考えました。何より、患者の状況に沿ったケアを行っている太田看護師が自分のケアについて考えることで、自信につながるといいなと思いました。

2　メールを活用したリフレクション支援

1）事例を選択した理由、印象に残った理由

　研修での模範事例を作成するにあたり、講師は太田看護師とのメールでのやりとりを選択しました。

　最初に、事例を選択した理由、印象に残った理由、事例に追記して思ったことを問いかけました。太田看護師の返答の中に「自分の記載は他者に伝えるには不十分であった」とあり、講師は、本人にネガティブな印象を与えてしまったのかもしれないと思い、問いかけの言葉が十分に伝わっていない、説明が不足していたと考えました。

　次に、この事例で何が起きていたのか問いかけました。太田看護師は「一方的な看護であった。看護について悩み、カンファレンスを行った」と自分の看護を振り返りました。講師はこの返答から、太田看護師が「清拭を拒否されたのは自分が一方的にケアをしているからだ」と自分のケアをとらえていると理解しました。自分のケア方法を振り返っている点は素晴らしいのですが、患者が「清拭をしたくない」と言ったことを直接「自分の

かかわりが一方的であった」と結びつけていることが気になりました。

　まずは、太田看護師が川崎さんの「あれもこれもって嫌になる」という言葉を逃さずに対応したことが、ケアのスケジュールを患者と一緒に立てるというケアにつながっていることに気づいてほしいと考えました。
　そこで、「太田さんなりに川崎さんのことを考えたケアであったと思います」と肯定的にフィードバックした後、「このとき、どういう思いで（どういう看護目標で）、どういうケアを川崎さんにしていきましたか」と問いかけました。講師は、看護師の清拭をしたいという思いと、患者の「あれもこれも嫌になる」という思いがすれ違っている現状に気づいてほしかったからです。

2）看護師と患者の思いがすれ違っていることに気づく問いかけ

　さらに講師は、「太田さんのケアについて、ここで考えたいのは、「一方的な看護」と事例を書く中で気づくことが、患者にとってどういう意味があるかということです」と問いかけました。何度かやりとりを行ううち、太田看護師は「清拭をしたいという看護師の思いと、あれもこれも嫌になるという患者の思いがすれ違っている」と言語化することができました。ここに至るまでに、講師は事例の状況を説明したり、問いかけをし直したりしています。

　ここで講師が留意したのは、問いに答えられないのは看護師のせいではなく、問いかけがよくないからだということです。また、問いに答えられない体験は、リフレクションではできれば避けたいことです。
　看護師は自分の実践について問われると、「否定されるのではないか」と構えてしまうことがあります。看護師と患者にすれ違いが起こっている現象はどういうことなのかを検討するため、講師はその状況を肯定的にとらえ、丁寧に説明しました。
　さらに講師は、「看護師と患者の思いには、どのようなずれが生じているか」と問いかけました。太田看護師は「どのようにすれば川崎さんに清拭を行うことができるのか考えるようになり、川崎さんは何もしてほしくないのに何かしようとしてくる看護師の行為を拒否したくなる考えになった」と、自分と患者に起こっている現象について解釈することができました。

メールを活用した太田看護師とのやり取りの実際（抜粋）

支援者（講師）：この事例では何が起こっていたのでしょうか？

太田看護師：倦怠感が強く呼吸苦もある川崎さんに対して、一方的な看護を行っていました。看護師として、どのようなかかわり方をすればよいのか悩み、カンファレンスで解決しようとしました。介入の仕方を変えたことで、川崎さんの行動変容が起きました。

支援者（講師）：「一方的な看護」とありますが、太田さんなりに川崎さんのことを考えてケアをしようとしていたと思います。このとき、どういう思い（看護目標）で、どういうケアをしていましたか？　自分が行ったことで、大切だったことは何ですか？

太田看護師：清潔ケアの心負荷が最小限になること、川崎さんが爽快感を得られることを看護目標にしました。これらを大切にしました。

支援者（講師）：川崎さんは「看護師が提案しても意見を聞かずにかたくなに自分を通す」「文句ばっかり言っている」状態でした。清拭でも「毎日あれもこれもで、嫌になっちゃう」と言われており、その背景には「入院の長期化や治療を頑張っても全身状態が改善の方向に進まないこと」などがありそうです。

この段階まで、太田さんは川崎さんのことを思い、必要なケアを看護師としてのアセスメントをもとに行っていました。けっして、間違っていません。しかし、患者は拒否が続いていました。<u>ここでは一体どういう状況が起こっていたのか、事例を読み直して考えてみてください。</u>

太田看護師：私は清潔ケアの必要性を感じて、ケアを行いたいと考えていました。しかし、川崎さんは入院の長期化や治療がうまく進まないことからストレスを感じ、自暴自棄のような状態に陥り、何かをされることに対しても拒否したくなる状態になっていたと思います。清潔ケアを行いたいという私の思いと、何もしてほしくないという川崎さんの思いが、衝突していたのではないかと考えます。

支援者（講師）：川崎さんはなぜ、「何もしてほしくない」と思っていたのでしょうか？

太田看護師：1つ目に、安静にしていても倦怠感が強いのに、ケアをされることでさらに倦怠感が増強し、息切れ、呼吸苦も出現することから、身体的な負担が強くなるため何もしてほしくないと思ったと考えます。2つ目に、治療をしてもうまく進まないことから、何をしてもよくならないのだから、もう何もしてほしくないと思ったのではないかと考えます。3つ目に、入院の長期化に伴いストレスフルとなり、医療者の行うことをすべて拒否したくなるような精神状態になっていたのではないかと考えます。

支援者（講師）：<u>太田さんと川崎さんの思いが衝突することによって、どのよ</u>

うな「ずれ」が生じていますか？

太田看護師：私は、どのように介入すれば清潔ケアを行うことができるのか考えるようになり、川崎さんは、何もしてほしくないのに何かしようとしてくる看護師の行為を拒否したくなる考えになったのではないかと思います。

支援者（講師）：この「ずれ」によって川崎さんはどのような反応を示していますか？

太田看護師：「毎日あれもこれもって嫌になっちゃう」「今日はしなくてもいいの」などの発言のように、看護師の行為に対して拒否反応を示すようになりました。

支援者（講師）：では、川崎さんには、清拭ケアのほかに何をすればいいでしょうか。これまでの検討や事例の中（患者の状況）から考えてみましょう。また、記述するときに結果のみではなく、「なぜそういう考え方をしたのか」という思考のプロセスも記述するようにしましょう。

3　一緒にケアの予定を立てる、というケア

1）太田看護師のケアの意味

　事例では当初、「清拭の日だから清拭します」という看護師からの一方的な（看護師にとっては正当な理由がある）ものでしたが、患者から断られたことによって、患者の予定や意思を確認するかかわりへと変化しました。そして、今の患者の状態や意思を確認し、いたわることを行い、看護師から「一緒にスケジュールを立てましょう」と提案を行うことのできたケアでした。

　太田看護師はケアを拒否されたショックのため、「なぜ患者が変化したのか」までは考えられていませんでしたが、リフレクションを行うことで徐々に「何が起こっていたのか」の理解が深まりました。また、患者が清拭を拒否したという事実は、なかなか状態がよくならないという、自分ではどうしようもない状況からのいら立ちだったのかもしれないと思考が深まりました。患者にとって、このような状況において「ケアを選択する」という主体性を確保できることに変わった出来事であったところに意味があると考えます。

2）専門家が陥りやすいこと

　清拭を行うというのは専門家の判断であり、そのケアは自信をもって行うものです。そのため、拒否されると少し傷つき、無意識に合理化してしまうことがあります。太田看護師も「一方的なケアであった」と自己のケアを否定的に考えることで合理化しようとしましたが、この考えが逆に看護師の自信を失わせる要因になるのではないでしょうか。

3）CCU という場所と患者の特徴

　CCU は、患者の身体的な状況から医学モデルが優先になるところです。事例の川崎さんのように、自分からケアを断る患者は珍しいのではないでしょうか。ほとんどの患者は、断りたい気持ちがあっても言わない、あるいは断ることができるほどの元気がない状態ということかもしれません。そう考えるとこの事例は、断った患者に対してのみではなく、何も言わないで清拭を受けている患者にも、同様に患者の主体性を考慮したケアが必要なことを教えてくれるともいえます。

　川崎さんは、「自分が思うことを言える力をもっている人である」ととらえることができます。看護研究において、患者は自分の思いを伝えないことが多いことが明らかになっています。その中で患者は、身体的に回復に向かうことや、できることが増えていくことが自分を支えるとされています[1]。

4）川崎さんの変化

　太田看護師に、この事例での川崎さんの変化は何かを問いかけたところ、「川崎さんが〈上半身と髪は午前中に洗って、おしもと足は午後に洗って〉と言えたこと」と述べました。さらに「この言葉を言えたことは、川崎さんにとってどういう意味があるでしょうか」と問いかけると、「川崎さんは一日を自分らしく過ごすことができるようになった」と答えました。

5）太田看護師の変化

①発問と看護実践を聴く人の存在

　リフレクションは〈反射〉であり、伝え返すことです。体験を話した太田看護師が「そのときにどう思ったか」を発問してゆくプロセスが必要で

あり、聴く人が必要になることでもあります。臨床現場でリフレクションを学ぶ必要があるのは、セルフリフレクションができる実践家の育成が必要だからです。そのため、実践事例をただ振り返ればいいというものではなく、問いかけて聴いてくれる相手が必要です。

②川崎さんへのかかわり方を変更した意味

　太田看護師にとっては、川崎さんに清拭をしようとして拒否された体験でしたが、カンファレンスで先輩の力を借りてかかわり方を検討し、川崎さんが「この時間に清拭をしてほしい」と言えるようにかかわりを修正しました。

③振り返りによる太田看護師の変化

　太田看護師は、実践しているときには「患者の変化」あるいは「なぜ患者が変化したのか」までは考えられていなかったようです。しかし、なぜか印象に残った事例でした。患者と自分にずれが生じていることも、リフレクションを行うまで気づいていませんでした。

　実際に事例を記述し、他者からの発問を受けるプロセスを通して、太田看護師は川崎さんを理解することができました。このプロセスが、とても重要です。太田看護師は実践を通じて経験したことを、言葉で表現し、発問によって「なぜか」と考え、経験からの知識（暗黙知）を確かな知識（形式知）として積み上げていきました。そのプロセスにおいて、問われることに対して謙虚であり素直さがあったと考えます。

4　所属部署の師長としてのかかわり

1）講師と看護師のリフレクションのやりとりを支える

　事例に関するリフレクションはメールで行われました。そのため、講師の問いかけの意味を師長（内田）が太田看護師と一緒に考え、講師の問いかけを解釈して太田看護師に問いかけていきました。

　たとえば、患者が拒否した場面で「何が起こっているのか？」の問いに対して、太田看護師は「一方的な看護をしていた」と答え、講師からは「一方的な看護とはどのような看護か？」と再度問われ、困惑していました。そのため師長は、患者とのやりとりの場面を想起できるよう、患者の状況や発した言葉、表情等、具体的にひとつずつ問い直し、そのときに太田看護師自身がどう感じたのか、どう考え返答したのかを、対話を通して振り返りました。

その中で、太田看護師は「一方的な看護」という否定ではなく、患者の思いと自分の思いのずれが要因であることに気づきました。また、この事例では、看護カンファレンスで介入方法を変更したことから、CCU のスタッフにも同じように問いかけました。CCU は、太田看護師以外は経験豊かなスタッフが多く、彼らは経験の中から川崎さんの病態、置かれている状況等を踏まえて、介入方法の変更を提案していました。そのため、なぜそう考えたのかを改めて話してもらいました。この場面のリフレクションでは、カンファレンスの意義を太田看護師は再認識できたと思います。

もう 1 点、難しかったのは、「看護のアウトカム」がどこにあるかでした。看護目標ではなく、自分の行った看護の成果が患者の変化として言葉や表情でどのように現れているのかを理解するのに時間を要しました。

このように、講師の問いかけの意味をともに考え、問い直していくことが師長としての支援だったと思います。

また、リフレクションは 1 カ月間という短期間で、業務を行いながら行うため、CCU スタッフの理解や時間確保、太田看護師のモチベーション維持も重要でした。講師からメールが来ると「師長さん、先生からメールが来ました」と報告してくれます。その後、一緒にメールを確認し、講師の問いかけの意味をともに考え、ひとつずつひもとくことを繰り返しました。

2) 太田看護師の研修後の実践を支える

リフレクションにより自己の看護の意味づけができ、さらに研修等で周囲から自己の実践を承認されたことで、太田看護師は自信を取り戻していきました。気持ちが前向きになり、行動や発言が変化しました。看護カンファレンスで自ら発言する姿を見るようになり、患者の状況や声を聴くことに意識的にかかわっていることが、日々の様子や面談を通してわかりました。

また、リフレクションでの学びから、医師や他の看護師とかかわる際にも相手が何を考え、求めているのかを意識し、発言するようになったと本人は話しています。他者との関係がより円滑になったことで、CCU のスタッフや医師から認められるようになりました。

定期面談では、大切にしている看護や印象に残った看護場面について語ってもらい、意味づけを継続しています。語りの中で太田看護師は、常に患者に目を向け、理解しようと心掛けているところが大きな変化です。

師長として、スタッフの言葉や看護実践の場面、面談等さまざまな機会

を活用してその言動の意味を問いかけ、言語化を促していくことは、看護の楽しさ、奥深さを感じることにつながり、看護師のとしての自信と成長を促すと考えています。

5　リフレクションの広がり

1）研修からの学び

　リフレクション研修には、太田看護師の部署の看護師長補佐や病棟スタッフも参加し、事例のリフレクションのプロセスを共有しました。講師の問いかけに答える太田看護師には笑顔が見られ、参加者からも肯定的な意見をもらいました。

　アンケートには「患者の反応が看護師にとって悩むようなことでも、そこには必ず背景があり、それをキャッチしようとするところから看護は始まる。振り返ることでそれが明らかになる」など、太田看護師の経験からの学びと思われる記載もありました。

　このように、ひとりの看護師のリフレクションが研修参加者全員の学びとなり、本人の自信にもつながったと考えます。

2）看護師が直面する患者への対応

　看護師が患者と向き合うとき、専門職としての知識や身についた考え方に基づいて解決しようとしますが、状況によっては患者が抱えている問題に近づくことができない場合があります。

　このような状況は看護師にとって経験として蓄積されますが、実践を重ねる中でいつしか埋もれ、また自分が行ったケアが患者にどういう影響を及ぼし、どういう意味があったのか、確証を得る機会を得ず、過ぎることが多いのも事実です。

　リフレクションを推進する 2 人の支援者の存在と支援の方法が参考になることを願っています。
　　　　　　　　　　　　　　　　　　　　　　　　　　　　　（内田敦子・東めぐみ）

引用文献
1）黒江ゆり子，藤澤まこと：慢性の病いと他者への「言いづらさ」 糖尿病におけるライフストーリーインタビューが描き出すもの，岐阜県立看護大学紀要，2012，12(1)，p.41-48.

太田看護師の振り返り

　この事例のリフレクションを行ってから10年が経ちました。その間、結婚を機に地元の九州に戻り、今は急性期病院で整形外科・小児科の混合病棟に勤務しています。

　当時のCCUは、病棟併設とはいえ一人夜勤でした。そのため、いつ急変するかもわからない患者をひとりで看ることが大きなプレッシャーで、張り詰めていました。私は3年目であり、自分の知識やスキルの不足からくる不安と責任の重さから、極限状態でした。

　リフレクションを行ったのは、その極限状態を少し超えた頃だと思います。一時は休むことを勧められましたが、休んだらダメになるという気持ちがあり、自分なりに何とか頑張りたいと思っていた時期です。

　振り返ると、リフレクションは私にとっていい経験でした。講師から問われることで、自分の考えや川崎さんの思い、川崎さんが変化した理由などが明確になり、看護が言語化されていくことが楽しかったです。

　そして、リフレクション後から常に意識しているのは、「相手は言葉の奥に何をもっているのか」――たとえば「嫌だ」と言ったときにその奥にあるもの、その先にあるものを考えるようになりました。これは、その後の新人指導等にも役立ち、今の看護観にも通じています。また、私が川崎さんの病態や置かれている状況に着目できたのは、CCUでの経験があったからだと思います。CCUで習得した身体面でのアセスメントや急変対応等は、今の自分の強みであり、自信にもなっています。

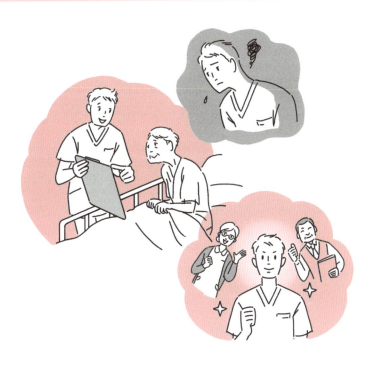

Chapter IV

看護リフレクションの支援者の育成と成長

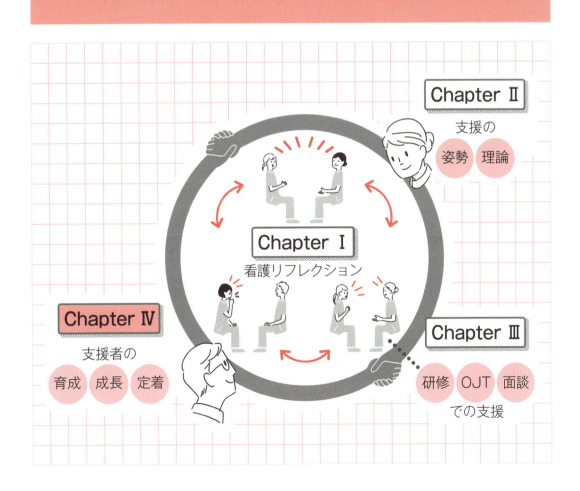

1 リフレクション支援の課題
文献検討

1　支援を行う看護師の困難・困りごと

　ここでは、リフレクション支援を行ううえでの看護師の困難について考えます。

　2013年1月～2023年1月の10年間の和文献では、医学中央雑誌 Web 版において「リフレクション支援」「困難」で検索した結果、研究課題に含まれている文献は0件でした。「困りごと」というキーワードにしても結果は同じでした。また、CiNii において「リフレクション支援」「困難」「困りごと」で検索した結果も同様でした。

　わが国においては、先行研究の多くがリフレクション支援に関するもので、リフレクション支援を行ううえでの「困難」については十分検討されていない現状がみえました。

1）先行研究の「本文」で報告されている看護師の困難

　「リフレクション支援」に関する先行研究の本文中で述べられている看護師の困難について紹介します。

　木下は、リフレクション支援に携わる教育指導者を対象とした調査において、支援を行ううえで「思いが伝わらない困難感」「支援の方法が悪かったという罪悪感」などを抱えていることを明らかにしています[1]。

　看護師がその支援を「責められた」「怒られた」ととらえ、リフレクションに取り組むことを拒んだことが紹介されています。そうした状況では、支援者側の意図や思いが看護師に伝わらないと感じたり、自分のリフレクションの支援方法が悪いと感じたりしていることがわかりました。

　バーンズとバルマン Burns & Bulman は、リフレクションに取り組む過

程では、自分の感情や考え方に向き合うことに恐れを抱いたり、自分の概念的な見方が変化することに対して不安を感じたりするなど、個人的な痛みを伴うと述べています[2]。

この個人的な痛みは、支援する看護師も同様に経験していると考えられます。しかし、こうした痛みを経験するときこそ、習慣的な看護実践を振り返り、ケアの意味を問い直すチャンスといえるでしょう。

2）支援者が学ぶ機会がない現状

臨床現場では、「リフレクション支援の経験が少ないプリセプター」「主任などの指導的立場にある人」「師長などの管理者」が支援に携わっていることが報告されています。

私たち（経験から学ぶ力を育む研究会）が行った、日本看護管理学会学術集会での交流集会や読書会に参加された方の多くが、リフレクション支援に携わっている方でした。臨床現場でリフレクションを進める際の支援者の困りごととして、「日常業務に追われ、部署内で経験を語り合う機会がもてない」「普段の業務を行いながら、看護を語る場面を意図的につくり出せない」「研修での学びを現場に活かす方法がわからない」などが挙げられました[3]。

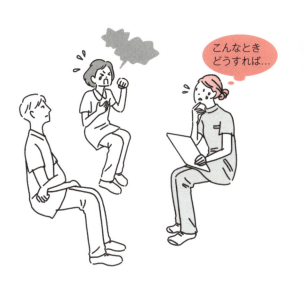

また、「リフレクション支援をするときに誘導してしまう」といった声も寄せられ、これらの背景としてリフレクション支援に携わる支援者が「リフレクション教育を受けていない」ことが挙げられました。

鈴木は、リフレクション支援を行う看護師が直面した課題として、中堅看護師の「現場に埋もれている熟練した看護実践が表現できない」ことを挙げています[4]。

リフレクションを促進する要素として、「リフレクションを喚起する質問」「自己の思考を広げるための借用可能な着眼点の提示」「表現できていることを評価し、表現できていないことを引き出す」などが明らかにされています。

こうした視点をリフレクション支援に携わる支援者が養う必要がありますが、アンケートで寄せられたように「リフレクション支援者の学びの仕組みがない」現状がみられます。

2　リフレクション支援の課題

支援が得られることでリフレクションが促進される一方、リフレクションは思考のトレーニングとされ、「継続性が不可欠であり、研修などの単発のリフレクションで行うことは容易ではない」と述べられています[4]。

これについて東は、研修などを企画しなくても、リフレクションの視点をもつことで、「いつでも・どこでも・リフレクションはできる」と述べています[5]。

現場で素敵な看護実践をしている場面を見かけたときに「なぜそのケアをしようと思ったのか、何を大切にケアしているのか」などと声をかけてみることで対話が生まれると考えます。聴いてくれる人がいるから看護を語ることができるのです。東は、この「聴いてくれる存在」が何より大切だと述べています[5]。対話を促進する基盤として、「安心して看護を語る場」[4]があり、組織において心理的安全性を醸成することが欠かせません。

また、新田らは、看護師が行うリフレクション支援として、〔専門職として認める〕〔見極めながら体験を語らしめる〕〔現象を再構成する〕などの方略を用いていることを明らかにしています[6]。これらの結果より、リフレクションを支援する看護師は、看護師としての自己の傾向や問題と直面化し、「看護専門職としての自己」を深めていることを挙げ、リフレクションは専門職としての自己を構築することを支援する重要な働きかけであり、これにより看護師の成熟が図られるとされています[6]。

田村は、「リフレクティブな思考が根づけば、組織が変わる」と指摘する一方で、「リフレクティブな看護師はリフレクティブな組織でないと育たない」と述べています[7]。

つまり、支援に携わる者自身がリフレクションを経験することが何より大切であり、職業人としての自己を構築するうえで重要な役割を担っていることを理解し、リフレクティブな組織風土をつくっていく必要があると考えます。

（岡佳子）

引用文献
1) 木下美智子, 荻野雅：看護継続教育におけるリフレクションへの抵抗の捉え方とその支援～教育指導者に焦点を当てて～, 茨城キリスト教大学看護学部紀要, 2017, 9(1), p.21-28.
2) サラ・バーンズ, クリス・バルマン編, 田村由美他監訳：看護における反省的実践　専門的プラクティショナーの成長, ゆみる出版, 2005, p.49-76.
3) 河合麻衣子, 岡佳子：現場でリフレクションを進める看護管理者や教育担当者との困り事から見える課題と展望, 看護, 2024, 76(6), p.74-77.
4) 鈴木康美：看護実践のリフレクションを深める支援に関する研究—Senge の学習する組織の観点から—, 教師学研究, 2020, 23(2), p.43-52.
5) 東めぐみ：経験から学ぶ看護師を育てる　看護リフレクション, 医学書院, 2021.
6) 新田和子, 畦地博子, 野嶋佐由美：リフレクションを支援する看護師の方略に関する研究, 高知女子大学看護学会誌, 2019, 44(2) p.1-10.
7) 田村由美：看護管理者がリフレクションを行う意義, 看護管理, 2012, 22(11), p.930-935.

2 支援者同士の語り合い

1 支援者同士の語り合いの意味

1) 求められる「リフレクションとしての対話」

　日々の臨床において看護師がリフレクションを行うことができれば、忙しさの中で業務に追われている気持ちになるときにも、自分のひとつずつの行為に「看護をしている実感」をもち、学び成長している実感を得ることができます。

　東は「実践現場での看護師の日々のやりとりの中にリフレクションとしての対話が生まれ、その対話を通して看護師が学び合う」ためには、現場でリフレクションを推進することが必要であると述べています[1]。看護師が、仲間同士での日常的なリフレクションを支援する意味はここにあります。

　臨床で看護師同士が、自分たちの看護についてちょっと話すことが「リフレクションとしての対話」として成り立つとき、看護師同士の学び合いが可能になり、患者のケアに磨きがかかるといえます。

　ただし、「リフレクションとしての対話」を進めるには、看護管理者やファシリテーターの存在、つまり看護リフレクションの支援者が必要です[1]。

2) 支援者同士の語り合い

　支援者同士の語り合いが必要な理由は、リフレクション支援の知恵を生成し、分かち合うことで、支援者それぞれが学んだ知恵をその後の支援に活かしていくためです。

138　Chapter Ⅳ　看護リフレクションの支援者の育成と成長

また、支援者同士の語り合いが目指すことは、「自分たちの支援の内省を深めて教訓を見出すこと」「リフレクション支援について支援者同士でリフレクションすること」です。後者は、コルトハーヘンが述べる「メタ省察」であり、リフレクションをより高次なレベルでリフレクションすることで、すでに行った一連の振り返りについてリフレクションを行うことであるとされます[1,2]。

　看護リフレクションの支援を行うにあたり、支援者はリフレクションや経験学習の理論、看護師が経験を概念化することの意義について理解している必要があります。加えて、それをどのように為すのか、リフレクションの過程で味わう楽しさ、意味を見出したときの驚きや喜びも含めて、体験的に知って支援できることも重要です。そのうえで、現場での看護師の話し合いにおいて「経験からの学び」を支えるために「リフレクションとしての対話」を支援します[1]。

3）行った支援の内容を振り返る

　さらに、支援者が自身の行った支援について内省し、その意味を探求するための時間と場が必要です。具体的には、看護リフレクションの学習と同じく、現場において看護リフレクションを支援したエピソードを持ち寄り、グループの参加者とともにリフレクションし、得られた教訓を現場で適用するという流れで行います。

　看護リフレクションと異なることは、題材（テーマ）が「看護実践」ではなく、「リフレクション支援」であるということだけです。「支援のリフレクション」を行う際は、その場面で支援を受けた看護師の変化や表現に着目し、そこに自分がどのようにかかわっていたのかについて内省を深めます。

　支援のリフレクションを行う際、自分ひとりの目で物事を見ようとすると、視野の狭さゆえに思考が偏り、発見も制限されます。そこで、複数の支援者がサポートし合ってリフレクションを行います。そうすることで、自分の視野の偏りや不足点、とらえ方の傾向を客観的、俯瞰的にみることが可能になります。

　支援者は、他の支援者に伝わるように語ること、他の支援者から問われることを通して、別の角度から視野を広げて事象をとらえ直し、新たな気

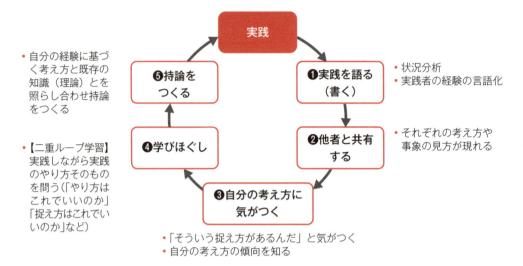

図Ⅳ-1　看護リフレクションによって経験を知恵に結実させるプロセス
（東めぐみ：経験から学ぶ看護師を育てる　看護リフレクション，医学書院，2021，p.120 より）

づきを得ることができます。東はこれを「学びほぐし」と表現し、思考過程を広げ、実践から学んでいる実感をもって成長することにつながると述べています（図Ⅳ-1）[1]。

2　支援者同士が語り合う場を創る

1）暗黙知を言語化して形式知へ

　支援の知恵を学び合うためには、支援者同士が気になった事象について取り上げ、語り合い、内省できる場が必要です。支援者は、現場での「看護師への支援」で印象に残っている場面を取り上げ、「リフレクションとしての対話」がどのように成り立ったのかについて語り合い内省し、支援の知恵を創造します。いわば、支援者同士のピアサポートの場といえます。知恵は暗黙知として自身の実践の中に埋め込まれているため、他者と分かち合うためには、言語化して共有して形式知にしていく作業を要します。これは、支援者もその最中には気づかなかった支援の意味や価値について深く省察し、「経験を知恵に結実させるプロセス」[1]をたどる作業です。これにより、それまで気になりながらもそのままにしていた経験を、自分に

とって意味ある経験、他者とも共有可能な経験に塗り替えていくことができます。

2) 多様な集いの場

このような語り合いの場は、リフレクション支援に関心や悩みをもつ者が支援の経験から知恵を学び合う目的をもって集えば、いつでもどこでも創ることができます。たとえば、部署の中で行う看護師のリフレクションに関して支援者同士で集う、リフレクション研修の後にグループワークでファシリテーターの役割をとった支援者が集うなどがあります。

また、所属している部署や施設に限らず、学会や研修会など、支援者同士で語り合い学び合える場は複数あります。私たちが行っている「経験から学ぶ力を育む研究会」も、このような語り合いの場のひとつです。この研究会は、地域・職域・立場を越えて、「経験から学ぶ力を育む」ことを大切に考える人々が集う「場」です。

看護師のリフレクションを支援する看護管理者や看護部の教育担当者、部署でスタッフ教育にかかわる看護師、看護教員など、さまざまな立場の支援者が集い、自らが「経験から学ぶ力を育む」と同時に、「経験から学ぶ力を育むための支援」について学び合っています。

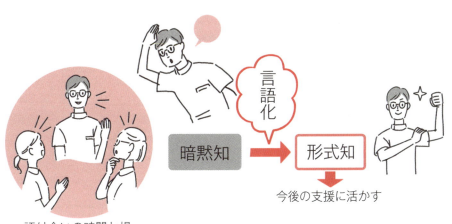

3 支援のリフレクションの実際

　ここでは、支援者同士で行った「支援のリフレクション」のグループワークの一事例から、「看護リフレクションに対する支援」と「支援のリフレクション」のプロセスを紹介します。

1) 看護リフレクションに対する支援

　私が支援者として参加した研究会のグループワークで、ある病院の外科病棟の木村師長から語られたエピソードです。この病棟では、木村師長のこれまでのかかわりにより、気になる出来事があったときにチームでリフレクションを行う習慣ができていました。

外科病棟のエピソード

　ある日、新人の黒木看護師がストーマ装着の患者に初めて指導をした後、この患者は次の勤務の看護師に「不安になった」と話しました。これを聞いた黒木看護師はショックを受けましたが、この件をテーマに新人を含めてみんなでリフレクションをしました。そこでは「患者はストーマの情報を十分に得たからこそ、今後の具体的な不安が出てきたのだろう」「でもその不安を持ち帰らず、次の勤務の看護師に伝えることができたのだからよかった」「だとしたら、退院後の生活を知って具体的に助言しよう」と対話が発展し、話し合いの後、チームでプランを立て、実際に患者にかかわることができました。
　チームメンバーも、この事例から「患者は情報を与えられることで、退院後の生活と照合させて何が不安なのかをわかるようになる。だからこそ、退院までに余裕をもって十分な情報を提供して、不安に対応しよう」という学びを得ることができました。

　黒木看護師の目で見ると、患者は「私の説明によって、より不安になった」のですが、先輩看護師は「新人の説明によってストーマ管理を知り、退院後の不安を表出できた」と患者をとらえています。正確にいえば、先輩たちも最初からそう思えてはおらず、チームメンバーでのリフレクションを通してこの気づきに至ったといえます。
　この後、黒木看護師の表情は笑顔に変わり、チーム全体で「患者が何を不安に感じるかを知るためには、十分な情報提供が必要である」という学びを実感しました。

2) 支援者同士で行った支援のプロセス

私は木村師長のこの語りから、チームの看護をも変えた看護リフレクションに感動したのですが、それとともに、これを可能にした木村師長の支援の中身にも関心をもちました。

新人の変化とチームの学びについての語り

支援者 (私)：新人の変化、チームの学びの実感は、なぜもたらされたのでしょうか。そこに木村さんのどんな支援があったのでしょうか？

木村師長：新人に「話してくれてありがとう。あなたが話してくれたおかげでチームのみんなが学べた」と返しました。

支援者 (私)：気になる出来事があったときにチームでリフレクションを行う習慣は、どのように形成されたのでしょうか？

木村師長：普段からリフレクションを意識的に行うことで、それぞれが思いや考えを語り、聴くことができていること、言語化が苦手なベテラン看護師に対しては、自分も一緒にケアに入って実践を言葉にして示しています。

木村師長の言葉は、新人が自分も看護に貢献するチームの大事な一員として認められていると感じられる保証の言葉です。また、木村師長は、自分が築いてきた現場での、普段からの看護リフレクションの土壌があってこそのチームでの学びであることを改めて実感できたと考えます。これはおそらく、木村師長も問われなければ気づかなかったことです。

さらに、「新人が笑顔になった」「チームも学びを実感した」という木村師長の言葉を聞いたとき、東の提唱する看護リフレクションの6つのステップのひとつである「事例のアウトカムをとらえる」[1]を重ねました。

看護リフレクションにおいてアウトカムをとらえるためには、患者（家族）の変化に着目するとよいとされていますが[1]、「支援のリフレクション」においては、この事例でいう「新人が笑顔になった」「チームも学びを実感した」といった、支援を受ける看護師の変化、成長、看護や学びの実感に置き換えてこれを援用できると考えました。

看護師の変化、看護や学びの実感をとらえることで、それを可能にした支援についてひもとくことができます。このことは、グループのほかの支援者にも経験的にわかる感覚として共有されました。

アージリスとショーンは、組織学習のあり方について、既存の枠組みや

価値に基づいて問題解決を行う「シングル・ループ学習」と、既存の枠組みや価値、前提そのものを問い直す「ダブル・ループ学習」を区別し、ダブル・ループ学習への置き換えを可能にするコンサルタントの介入の必要性を説いています[3]。

コンサルタントではなくても、患者や部署の状況を全く知らない支援者を交えてリフレクションを行うことは、前提そのものを問い直すきっかけを得る貴重な機会となり得ると考えます。

*

このように、支援者同士の語り合いの場では、現場の看護リフレクションの支援、さらに、支援者同士の支援のプロセスに対して、一人あるいは部署のスタッフの振り返りとは異なる、それぞれの支援者の経験や知識を背景とした、多様で深いレベルでの内省が行われます。

さらに、それが言葉として共有されることによって、他者と分かち合うことができます。東は、他者の意見やリフレクションの経験からの内省を既存の理論と突き合わせて持論をつくることの重要性を説いています[1]。

支援者同士の語り合いの場は、仲間とリフレクションを行う中で知識の引き出しが開かれる場であり、そこから支援の拠り所となる持論を創り出し、分かち合う場になります。また、支援者は知恵を停滞させることなく「支援の持論」を現場で活用し、新たな学びを得て、発展的に引き出しを加えたり、更新したりすることが可能になります。

さらにいえば、木村師長の事例のように、内面化した知恵が部署全体の習慣になっていきます。この意味で、支援者同士の語り合いの場は、発展的な循環構造をもって支援の知恵を創造する場といえると考えます。

（山内典子）

引用文献
1) 東めぐみ：経験から学ぶ看護師を育てる 看護リフレクション，医学書院，2021.
2) F・コルトハーヘン，武田信子監訳：教師教育学 理論と実践をつなぐリアリスティック・アプローチ，学文社，2010.
3) Argyris, C., Schön, D. A.：Theory in Practice：Increasing professional effectiveness. Jossey-Bass, 1974.

3

支援者の育成・成長
事例12 マネジメント研修

1）現場の課題

　未来の看護管理者となる人材の育成は、看護の質向上において重要な課題であり、計画的かつ意図的な取り組みが必要です。私の所属する病院では、そのひとつとして「看護実践者ラダーⅢ」を取得したリーダー層の看護師を対象としたマネジメント研修を実施しています。

　この研修の対象者となるリーダー層の看護師は、現場の看護実践と後輩育成の中心的な役割を担っているため、この研修を通して問題解決の視点やリフレクションの視点を養うことを期待し、研修を構成しています。

2）研修目標

マネジメント研修の目標

1）所属部署の目標達成のために、自分の役割を理解し、スタッフとともに問題解決に向けて取り組むことができる。

2）看護専門職の役割モデルとして、自身の看護実践について省察的に振り返るとともに、他者のリフレクションを支援することの必要性がわかる。

3）マネジメント研修を通じて、問題解決過程における自身の行動や部署でのリフレクションの実践を行うことで、自身の課題に気づき、解決に向けた行動を考えることができる。

3）研修の構築

　この研修は、1回8時間のものを年間3回（7・10・2月）実施しています。「問題解決過程フレーム」を用いて自部署の問題を分析し、問題解決の方策について立案・実施・評価までの一連のプロセスを経験します。

看護リフレクションでは、研修内で「看護を語る会」を行い、自身が看護を語る経験とともに、他者の語りを聴くこと・問うことにより他者のリフレクションを支援する経験をします。

　さらに参加者には、自部署でのリフレクション支援を実際に行ってもらいます。ファシリテーターとして研修担当者である看護師長と看護係長が入ります。

　「看護を語る会」は、1グループ3〜4人で行います。1回目の研修では、一人20分程度、参加者全員に看護を語ってもらい、看護を「語る経験」と「聴く経験」をしてもらいます。2回目の研修では、自身の看護を語るとともに、他者の語りを聴きながら、語られた内容から実践の意図を掘り下げる「問い」を意識して行ってもらいます。3回目の研修では、事前にナラティブ（最近、自身が行った看護実践）を記載してもらい、その内容をもとに「語る会」を行い、実践した看護にはどんな意味があったのかをグループで深掘りし、ナラティブの事例にタイトルを付けてもらいます。

　このように、3回の研修の中で看護リフレクションのプロセスを段階的に経験できるような構成にしています。

4）「看護を語る会」での支援の実際

語り手：瀬戸看護師（7年目）
聴き手：添島看護師（20年目）
聴き手：高橋看護師（10年目）
支援者：私（境）

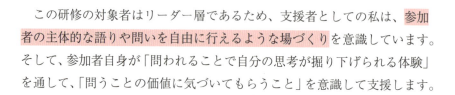

　この研修の対象者はリーダー層であるため、支援者としての私は、参加者の主体的な語りや問いを自由に行えるような場づくりを意識しています。そして、参加者自身が「問われることで自分の思考が掘り下げられる体験」を通して、「問うことの価値に気づいてもらうこと」を意識して支援します。

娘さんの話を受け止めることしかできなかった

瀬戸看護師：80歳代後半の患者千葉さんは、肝硬変による腹水貯留を認め、他院で治療をしていましたが、当院での腹水濾過濃縮再静注法（以下、CART）を希望され入院してきました。CART治療により腹水は軽快しましたが、憩室炎による大腸穿孔を併発し、緊急でストマ造設を行いました。術

後、食事開始となったものの、イレウスを合併し、さらに全身状態が悪化し意識レベルの低下も認められ、医師からキーパーソンである娘さんへ病状説明があり「今週が山だ」と伝えられました。

医師からの説明のあと、私は娘さんへ「このような状態になってしまって、受け止めは追いついていますか？」と声をかけました。娘さんからは「何でそんなことを聴くんですか」とやや強い口調で返答がありました。私が「なかなか時間がとれずに、ご家族の思いが聴けていなかったので声をかけました」と伝えると、娘さんは涙ぐまれて「私が悪いんです」と話されたので、面談室へ案内し、ゆっくりと話を伺いました。

「もともと他院に通って治療を受けていたのですが、母の容態は良くならず、私がいろいろな病院を調べてみて、CARTのことを知りました。私が母をここに連れてきたんです。ここに連れてこなければ、母はこんなことにならなかったと思います。私が悪いんです」「受け止めはできているんです。ただやりきれない思いでいっぱいです」と話してくれました。

私は、そのような背景があり、娘さんの強い思いで千葉さんが治療を受けていたのだと初めて知り、もっと早くに娘さんの思いを聴いていればよかったと思いながらも、娘さんの思いをうなずきながら傾聴することしかできませんでした。その数日後、千葉さんは娘さんに見守られながら息を引き取りました。最期のケアで娘さんにお化粧を一緒にしてもらったのですが、「あのときに話を聴いていただいてありがとうございました」と声をかけてもらいました。

添島看護師：状態が悪くなる前に、千葉さんは自分の病気や治療について、何か思いを話してくれることはありましたか？ 千葉さんの思いを伝えてあげられたら、娘さんも少し気持ちが楽になったのではないかと思って。

瀬戸看護師：私自身、千葉さんは自分で当院での治療を希望して来たと思っていたので、病気のことについては話していませんでした。お話ができる状態のときに、千葉さんの思いを確認しておけばよかったと、ほんとに思っています。

高橋看護師：娘さんに「何でそんなことを聴くんですか」とやや強い口調で言われたとき、きっと戸惑ったと思うのですが、その後「なかなか時間がとれずにご家族の思いが聴けていなかったので声をかけました」と声かけをされているところがすごいなと思いました。私なら動揺してうまく言葉を返せなかったかもしれないです。

瀬戸看護師：娘さんを不快な気持ちにさせてしまったと思って、私も少しハッとしました。医師からの説明のときの娘さんの表情がとてもつらそうで、娘さんの思いを知って何か支援できないかと思ったので、そう伝えました。そしたら娘さんの思いをたくさん話してくださっていたんですけど、

私はその思いを受け止めることしかできませんでした。もっと早く、娘さんや千葉さんの思いを聴くことができていたらよかったなと思いました。

　このやり取りを聞いて、私は「瀬戸さんは娘さんの話を受け止めることしかできなかったと言っているが、本当にそうだろうか」「娘さんの思いを受け止めている場面について、もう少し詳しく聴いてみることで、瀬戸さんの、娘さんへのかかわりが見えてくるかもしれない」と考えました。

娘さんの気持ちを楽にするというケア

支援者（私）：娘さんが「私が母をここに連れてきたんです。ここに連れてこなければ、母はこんなことにならなかったと思います。私が悪いんです」と話されたとき、瀬戸さんはどう感じましたか？　そして何か声をかけたり、意識して行ったことはありますか？

瀬戸看護師：娘さんは千葉さんに良くなってほしいという思いで、治療法を調べてここに連れてきたけど、病状が悪化したことで自分を責めているんだと感じました。娘さんが千葉さんのことを誰よりも大切に思っていることが伝わってきたので、「娘さんにこんなふうに大切に思われている千葉さんは幸せだと思います。CART の翌日、お腹の張りが楽になって、よく眠れたと私に話してくれました」と伝えました。

支援者（私）：（千葉さんの治療への思いを確認できていなかったことを瀬戸さんは後悔しているが、千葉さんの治療後の変化をとらえ娘さんに伝えられている。この行為そのものが娘さんへの支援ではないだろうか。その行為に込めた思いや意図を語ってもらいたい）「CART の翌日、お腹の張りが楽になって、よく眠れたと私に話してくれました」と伝えたのはどういう思いや意図からでしょうか？

瀬戸看護師：CART を選択したことは、決して悪いことではないことを娘さんに伝えたくて。そう考えていたら、千葉さんが CART 後に楽になったと話してくれたことを思い出しました。そのことを伝えることで、娘さんの気持ちが少しでも楽になってもらえるのではないかと思って伝えました。

支援者（私）：そのことを伝えたときの娘さんの様子はどうでしたか？

瀬戸看護師：娘さんは「そうだったんですね。その話を聞けてよかったです」と、少し表情が和らいだように見えました。

支援者（私）：瀬戸さんは、娘さんの思いを受け止めることしかできなかったと話されていましたが、娘さんの自責の思いをとらえ、その思いを少しでも軽減しようと、CART 後の千葉さんの変化を伝えるといったケアを行っ

ていると思います。そのかかわりの結果が、最期のケアのときの、娘さんの「あのときに話を聴いていただいてありがとうございました」の言葉だと感じました。

瀬戸看護師：自分では当たり前の声かけを行っただけだと思っていました。今改めて問われてみると、千葉さんの CART 後の様子を、あえてあのタイミングで伝えていたんだと気づきました。その声かけが娘さんの気持ちを少し楽にするかかわりだったんですね。

5）看護師の変化

瀬戸看護師との語り合いの後、語ってみてどうだったか、聴いてみてどうだったかを振り返る時間をもちました。

瀬戸看護師は、「自分では娘さんの思いを受け止めることしかできなかったと思っていましたが、具体的な場面を掘り下げてもらったことで、自分で無意識に行っていたかかわりとその意味に気づくことができました。このように語る機会がなかったら気づけなかったと思います」と話し、語り合いと問われることの大切さに気づいています。

添島看護師は、「自分は「もっとこうしたほうがよかったんじゃないか」と、アドバイス的な思考になる傾向があると感じました。私のようなアドバイス的な問いでは、語りの深まりがないように感じ、次回はその人がどう考えて行ったかを意識して聴いてみたいと思いました」と、他者の問う場面をみることによって、自身の支援の傾向への気づきを得ています。

高橋看護師は、「瀬戸さんの感情に共感し、私が感じたことを伝えたことで、瀬戸さんがそのときの思いを語ってくれました。語り手の感情に問いかけることで、かかわりの背景にある語り手の意図がはっきりとしてくるように感じました」と感情に問うことの大切さに気づいています。

6）支援者の課題と展望

リフレクション支援者の育成には、支援者自身が看護を自分の言葉で語り、他者との語り合いの中で「問い・問われる経験」を積み重ねることが必要です。さらに、語り合いだけで終わるのではなく、「問い・問われる経験」を通してリフレクション支援についての気づきや新たな視点を、参加者同士が共有し、学び合える場を創ることも、支援者としてのスキルを磨いていくうえで重要だと考えます。　　　　　　　　　　　　　（境美幸）

3 支援者の育成・成長
事例13 管理者研修

1) 現場の課題

　医療情勢の変化に伴い、医療は高度化かつ複雑化しています。急性期病院であるA病院は、クリニカルパス等による標準化が進み、在院日数は年々短縮しています。また、看護師の構成は、経験年数の浅い者が多く、やらなくてはならないことに追われている状況です。
　その中で、「自分自身が行った看護に自信をもてない」「看護を行っている実感がない」という看護師は少なくありません。看護を語り伝承できる人が少ない構成であり、そもそも看護を語る場も減少していました。

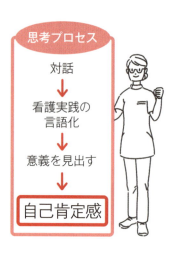

　これらのことから、日々の看護実践の意味を見出す方法を知ってほしいと考え、リフレクションの導入を検討しました。個々の看護師が対話を通して自己の看護実践を言語化し、その意義を見出すことは自己肯定感を高めることにつながります。この「思考プロセスの支援」は看護管理者として重要です。
　しかし、リフレクションの経験や知識がない看護管理者も多く、まずは看護管理者自身がリフレクションを体験し、看護の価値や意義を実感することで、支援者として看護リフレクションの方法や効果を理解することが必要です。

2) 研修の目的と構築

　目的は、〈看護管理者が「看護リフレクション」を体験し、自己の看護実践を見つめ直し、看護の価値や意義を実感することができる〉としました。

院内で看護リフレクションを導入するにあたり、まず看護管理者が看護リフレクションを理解、体験したうえで、スタッフ支援につなげられるようにすることが必要と考え、看護管理者研修を企画しました。

　対象は看護師長、看護師長補佐（主任）の約40名です。外部講師による6時間の1日研修とし、研修の始めに看護管理者を対象とした理由を説明しました。午前中は講義と「看護を語る」研修とし、午後は各グループで選択した1事例を用いて、看護リフレクションを行うワークを取り入れました。

3) 研修での支援の実際

　対象者である看護管理者に看護リフレクションの経験者が少ないことから、講師には自施設の状況と受講者のレディネスを説明し、「臨床現場での具体的なリフレクション場面と、管理実践に活かす方法などの具体例を挙げて説明してほしい」と伝え、研修の進め方や支援方法について検討しました。

　事前課題は、印象に残った事例を1600字程度で記述することでした。参加者である管理者は直接的ケアから離れていることもあり、「何を書いたらいいのかわからない」等の声が聞かれました。

印象に残った事例が書けない

幸村師長：私、もう実践から離れて10年以上経ってるから、患者さんとのかかわりって言ってもね、思いつかないわ。（首をかしげて）

支援者（私）：師長さんの今までの看護経験の中で、印象に残っている患者さんとの場面や出来事ってありませんか？

幸村師長：そうね。何人かいるけど、だいぶ前のことだから……。

支援者（私）：たとえば、<u>師長さんが大切にしている看護に影響を与えた患者さんとのかかわりの場面や、きっかけとかありますか？</u>　前のことで構いません。また、ラウンドしているときの患者さんとのかかわりでもいいと思います。ご自身が実践したことであれば構いません。

幸村師長：そうなのね。どんなふうに書けばいいの？

支援者（私）：ここに事例の記載方法があるので、参考にしてください。まずは、そのときの状況・場面を思い浮かべて、具体的に書いてみてください。そして、<u>師長さんがどう思って、どのような言葉がけや実践をしたのか、そのときの患者さんの言葉や表情等の変化も含めて、反応を書いていただく</u>と情景がよくわかります。

実践を書く支援としては、自分自身の看護経験を、講師から提示された事例の記載方法をもとに説明し、より具体的に記載してほしいと依頼しました。参加者が記述してきた事例はさまざまですが、経験の浅い頃の看護実践の事例が多い傾向にありました。

研修の午前中は「看護師が経験を積むということ」「人材育成と看護の質保証とリフレクション」「キャリアとのつながり」として、看護リフレクションの概要やその活用方法等についての講義後に「看護を語る」ワークを行いました。

グループは役職に関係なく、十分に語り、検討しやすい人数である4名としました。ほとんどの管理者は自身の看護経験を語ることが初めてでした。そのため、皆が語れることを大切にし、各グループへのファシリテーターは配置せずにグループ内で役割分担して進行、講師が全体のサポートをする形式にしました。

そして、始める前には講師が「看護を語る会」のルールを説明し、「語り方と聴き方のルール」を提示しました。実際の「看護を語る」ワークでは、頰を紅潮させて語り、そのときの感情を思い出し涙する参加者や、「自己の看護観の原点が見えた」と話す参加者もいました。その後、グループワークで印象に残ったことを発表し合い、学びの共有をしました。

午後は「看護リフレクションの実際」として講師による教材事例での説明後、各グループで選択した1事例に対して分析的にリフレクションする演習を行いました。演習中の支援としては、主に講師がアドバイスをしながら巡回していました。各グループで分析した事例についての発表では質疑応答も活発で、参加者は他グループの発表からもさまざまな気づきや学びを得ており、アンケートには「看護の楽しさ、奥深さを感じた」「部署に戻って皆で話し合える場をつくりたい」「スタッフ育成に活用したい」等の意見が聞かれました。

しかし、「自分にできるだろうか？」という不安感も同時にあり、継続した学びの場の提供と支援が必要であることが示唆されました。

4）看護管理者の変化

看護管理者が互いの経験から気づきを得たり、学ぶ方法を習得したりすることは、スタッフに教育的にかかわる手法をひとつ習得したことになります。

自分が大切にしている看護が明確になった

村井主任：研修はすごく楽しい経験でした。脳神経外科が長いこともあり「患者さんの力を信じて待つ」ということを私は大事にしていました。今回、自分の語りと、それに対するグループメンバーからの問いかけで、そのときの場面や感情が深く思い出されて、私が大切にしている理由が明確になりました。同時に、スタッフみんなの看護を聴いてみたいと思いました。（頬を紅潮させ、笑顔で）

支援者（私）：スタッフの看護、ぜひ聴いてみてください。そして、村井さんの大切にしていることも聴かせてあげてくださいね。

村井主任：自分のことを話すのは恥ずかしいですね。（困ったように）

支援者（私）：きっとスタッフは、村井さんの看護を聴きたいと思っていますよ。村井さんが語ることによって、スタッフの学びにもなります。

村井主任：そうですね。語りを聴く以外に、私はスタッフに対してどのようにかかわればいいでしょうか？

支援者（私）：主任さんですから、たとえばスタッフと一緒にケアしたときとか、患者さんの言葉やかかわりの場面などの機会をとらえて、スタッフが行っている看護実践を意味づけしていくのはどうですか？

村井主任：（うなずきながら）そうですね。スタッフと一緒にケアする機会も多いので、それならできると思います。実際にどんな問いかけをしたらいいですか？

支援者（私）：その場面の具体的な状況、そのときのスタッフの気持ちや患者さんの反応を尋ねてみたらどうでしょう？　なぜ、そう思ったのかと。そうすると、スタッフの大事にしていることが見えてくると思います。

村井主任：なるほど……。早速やってみます。私も含めて、「看護を語る会」もやりたいと思います。（活き活きと）そういうことを積み重ねると、病棟の看護の質の向上にもつながりますよね。

支援者（私）：楽しみですね。師長さんともよく話をして、病棟全体で看護を語れるようになるといいですね。

村井主任：（笑顔で）頑張ります！

　実際、研修後に看護管理者たちは、スタッフの面談や日常の看護場面、習慣的に行っているケアから実践している看護の意味づけを行ったり、「看護を語る会」を部署で開催したりするようになりました。また、看護管理者が自己の看護観を言葉でスタッフへ伝えるようになったことも変化です。

5) 今後の課題と展望

看護管理者には、看護師が自己の看護を振り返り、その経験から学ぶことを支援するファシリテーターとしての役割が求められ、その育成は課題となっています。

まず、管理者が看護リフレクションのプロセスを体験し、自己の看護の意味づけやその意義を実感することが重要です。そして、看護リフレクションの進め方やスタッフへの支援方法を学ぶこと、問いかけのスキルやその看護実践を説明する理論等の知識を習得することも必要です。看護管理者がそれぞれの支援事例を共有し、学び合う機会をつくり、その学びから新たな知を創造していくことは看護管理者としての成長にもつながります。

個々のスタッフが実践した具体的なかかわりからの学びを看護管理者が抽象度を上げて言語化することで一般化につながり、ケースは変わってもスタッフ、看護管理者ともに活用することができるのではないかと考えています。そのためには、看護管理者に対する支援も必要です。そして、組織の人材育成としての看護リフレクションは、一人ひとりの看護師が日頃行っている看護実践の経験からお互いに学び、成長を促していくものであると考えています。

(内田敦子)

参考文献
・東めぐみ：看護リフレクション，医学書院，2021.
・東めぐみ：看護リフレクション入門，ライフサポート社，2009.

3 支援者の育成・成長
事例14 かかわり方の発見

　ここでは、私自身がリフレクション支援者として「どう支援すればよかったのか」と考えた体験を振り返り、「経験から学ぶ力を育む研究会」(以下、研究会)のメンバーと一緒にリフレクション支援を経験する中で、かかわり方の新たな発見をし、それを次の実践に活かした「リフレクションサイクル」の実際について紹介します。

1) リフレクション研修での支援

　私の所属する病院では、リフレクション教育のひとつとして、入職後の2年間で8回の「看護を語る研修」(以下、語る研修)を取り入れています。
　語る研修の目標は、「自身の看護実践を言葉で伝えることができる」「看護実践を語ること・聴くことの相互のかかわりの中で、ひとりでは気づかなかった実践に気づくことができる」としています。1グループ4〜5名で、自分の行った看護で印象に残っている場面について語ってもらいます。

　研修では東[1]の経験学習シート(p.73参照)を用いて、あらかじめ場面を想起し、経験学習シートの①〜③までを記載して参加してもらいます。全員が語り終わったら経験学習シートの④⑤を記入し、グループで共有します。各グループには、看護教育委員会メンバー(中堅看護師、看護係長)が入り、リフレクションを支援します。

　実際にリフレクションを支援している教育委員メンバーからは「どう支援したらよいのか」「自分の支援方法でよいのか」といった声が聞かれ、戸惑いながら行っている現状がありました。そこで、支援者の育成のひとつとして、語る研修の終了後に「リフレクション支援を振り返る会」(以下、振り返る会)を取り入れることにしました。
　「振り返る会」では、リフレクション支援を実践したうえでの不安や悩み

を共有し、次の実践へのヒントを得ることを目的とし、支援をしてどうだったかを自由に語り合います。

2）「本当にこの支援でよかったのか」という体験

私は「振り返る会」のファシリテーターを担っており、今回紹介する場面は、この会で私自身が行ったリフレクション支援の実際になります。

うまく語りを掘り下げられない

支援者（私）：「看護を語る会」でリフレクション支援をしてみて、どうでしたか？

八木看護師：リフレクション支援は難しいなと思いました。

支援者（私）：どんなことが？

八木看護師：なんか……沈黙があったので。自分が誘導しすぎたなと思って。

支援者（私）：誘導って、どういう感じだったのでしょうか？

八木看護師：「何か聞きたいことない？」「みんな聞いてみて」みたいな感じで。

支援者（私）：ほかの人たちはどうだった？

横田看護師：私も、沈黙があると焦る気持ちになり、誘導しがちになります。

八木看護師：次はもう少し誘導しないように意識してみたいです。

私はこのとき、うまく語りを掘り下げられず、表面的なやり取りになってしまいました。教育委員メンバー自身にとって、腑に落ちる新たな気づきの場となっていないと感じ、支援者として「どうかかわればよかったのか？」「どうすればうまく支援ができるのか？」と、自分への問いをもちました。

3）他者からの学びとかかわり方の新たな発見

その後、私は研究会が主催する「読書会」で、メンバーと一緒にファシリテーションを行う機会がありました。私にとって、ファシリテーターという同じ立場でほかの人の実践をみるのは初めての経験でした。

読書会のグループワークでは、研究会メンバーの「その場面について具体的に聞かせてください」といった問いから、語り手の実践がいきいきと語られ、その語りを聴いたほかのメンバーからも「そのときどう感じたの？」「すごいね」といった参加者同士の対話が生まれ、語りの場が変化す

る体験をしました。

　この体験から私は、具体的な場面を掘り下げる問いの仕方という、かかわり方の新たな発見をしました。そして、次の実践では以下の4つの問いを意識してかかわってみようと考えました。

---

①「それはどういった場面か詳しく聞かせてください」⇒具体的な行動を問う
②「そう行動した理由について教えてください」⇒行動の意図を問う
③「そのとき、どんなことを大切にしていましたか？」⇒その人の価値を問う
④「そのときどう感じましたか？」⇒そのときの感情を問う

4）かかわり方の新たな発見を次の実践に活かす

　私は、次の「振り返る会」で具体的な場面を掘り下げる4つの問いを意識して実践してみました。

具体的な場面を掘り下げたことで語りが深まる

支援者（私）：リフレクション支援を行ってみてどうでしたか？

八木看護師：新人さんからネガティブな看護経験を語られて、どう支援したらよかったのかと戸惑って。

支援者（私）：どのような事例だったのですか？　具体的に教えてください。（具体的な行動を問う）

八木看護師：新人さんの語りは、患者さんに最初は拒否されたが、受け持ち3回目で受け入れてもらえた経験で、「そのときどんな気持ちだったのか？」と新人さんに問いかけたら、「むかつくなと思った」と予想外の答えが返ってきて、少し戸惑いました。

支援者（私）：予想外とは？　どんな答えを予想していたのですか？　（具体的な行動を問う）

八木看護師：「ショックだったけど、認められてうれしかった」みたいに言うのかと思っていました。

支援者（私）：予想外の答えが返ってきて、八木さん自身はどう感じていたのですか？　（そのときの感情を問う）

八木看護師：……一瞬、予想外の答えに驚いて「自分の考えはこうだけど」と言ってしまいたくなったけど、そこは「そんなふうに強い気持ちでいたのだなあ」と共感するようにして、フィードバックをしました。

支援者（私）：予想外の返答に、このタイミングで八木さんが共感しようと思

> えたことがすごいなあと思いました。共感するようなフィードバックをしたのはどんな意図からなのですか？（行動の意図を問う）
> そのとき大切にしていたことは何ですか？（その人の価値を問う）
> 八木看護師：私は、「語る会」では新人の「ありのままを受け入れること」が大切だと思っていて、経験しているのは私ではないから、新人がどう感じて、どう思っていたかを大切にしたいと考えたからです。
> 横田看護師：八木さんの話を聞いて、そんなふうに新人さんのことをとらえられるのってすごいなと感じました。自分だったら「えっ、なんで？　そう感じるの？　ダメじゃん」って、素直に受け止められない気がします。「ありのままの新人を受け入れる」視点は自分にはなかった。次は私も、そんな視点をもってかかわってみようと思いました。

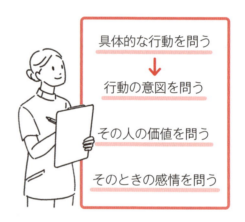

5）かかわり方の方法を変えたことによる成果

　私の「具体的な場面を掘り下げる問い」によって、八木看護師の体験がより具体的な場面として表現され、私はあっという間に八木看護師の体験の中に引き込まれていきました。そして、最初は具体的な場面を掘り下げる問いを意識的に行っていたものの、自然に「どうしてそう感じたのか」「どんなことを大切にしていたのか」といった問いが生まれ、その問いによって行動の意図や価値が八木看護師自身の言葉として紡ぎ出されました。
　さらに、言語化された八木看護師の経験は、そこに集うメンバーの新たな教訓として共有され、「振り返る会」が相互に学び合える場と変化しました。

　その後も「振り返る会」は継続していますが、このときに共有された「あ

りのままの新人を受け入れる」といった教訓は、リフレクション支援における ひとつの価値として教育委員メンバーに根づいています。

　最近の「振り返る会」では、新たな教訓を次のリフレクション支援で実施してみてどうだったかを語り合い、教育委員メンバー同士が「具体的な場面を掘り下げる問い」を行っている様子がみられています。これは、メンバー自身が「具体的な場面を掘り下げる問い」をされる経験を通して、その問いの方法や価値に気づくことができたからではないかと考えます。

　山内は、「発見は何もないところに飛び込んでくるようなものではなく、うまくいく、いかないにかかわらず、得た経験から自分に問いかけ続けることからしか生まれない」としています[2]。

　教育委員メンバーのリフレクション支援をする中での「自分の支援方法でよいのか」という問いが、新しい発見の連鎖を生み出したのではないかと考えます。

＊

　この実践について、東は ALACT モデルから解説していますが[3]、私は、何気ない行為が、「どう支援すればよかったのか」という自分への問いから始まるリフレクションサイクルを回していたことに改めて気づきました。そして、「この方法でよいのか」と省察し自分への問いを生み出せることが、経験から学ぶ力を育むひとつの鍵ではないかと思っています。　　（境美幸）

引用・参考文献
1) 東めぐみ：経験から学ぶ看護師を育てる　看護リフレクション，医学書院，2021，p.119.
2) 山内典子：経験から学ぶ看護師を育成するリフレクション支援のわざとコツ（2）経験から学ぶ看護師を育成する研究会の企画と運営の実際，看護，2024，76（2），p.74-78.
3) 東めぐみ：経験から学ぶ看護師を育成するリフレクション支援のわざとコツ（1）経験から学ぶ力を育むためのリフレクション支援のヒント，看護，2024，76（1），p.76-81.

4 組織への定着

　リフレクション支援は、これまで、個々の看護師を対象に教育担当師長や教育委員、部署の師長などが担い、その支援について検討・研究されてきました。ここでは、組織にリフレクション支援を定着させる方略について考えてみます。

1　看護係長のリフレクション体験

　私たち「経験から学ぶ力を育む研究会」は、リフレクションを組織に定着させるためには、支援者自身がリフレクションを経験し、その効果を実感することが重要ではないかと考えてきました。そこで、研修でリフレクションを経験し、その意義や効果を実感したある看護係長の体験と、その後の取り組みに注目しました[1]。

　看護係長は、リフレクション研修に参加し、自己の看護実践を語り合う体験をします。これが、リフレクションに取り組む原動力になりました。自身がリフレクションを経験することで、スタッフの実践への思いや、管理者がリフレクションをどのようにとらえているのかなど、「リフレクションへの思いや意向の理解」につながっていました。

　また、リフレクションをどのように自部署に取り入れるとよいのかなど、リフレクションで得た気づきからその方略を見出していました。自部署でリフレクションに取り組む際の視点を得ることによって、「スタッフはリフレクションに関心があるのか」「リフレクションを行うことをスタッフがつらく思っていないか」など、リフレクションに関する部署の状況に目を向けていました。

2 相互に学び合う仲間の存在

　レイヴ Lave, J.とウェンガー Wenger, E.は、「学習」を個人の頭の中での知識の獲得ではなく、共同参加の過程の中に位置づけています[2]。学習は、ともに仕事をしている人々の間に分かちもたれる創造的な過程でもあり、ともに仕事をしていることを学習ととらえると、日常的な仕事の場で学び合うことができるという考えです。

　看護師が、「職場」という共同参加の場において相互に関係し合うことによって、最終的には看護師の業務にふさわしい技能を身につけることができます。たとえば、自分が新人看護師だったときのことを思い出してみましょう。新人看護師は、周囲の先輩と仕事をすることで、その現場に必要な技術を身につけていきます。新人看護師がエキスパートになるまでの熟達へのプロセスには、学習が起こりやすい相互交流のある環境が必要なのです[3]。

　職場での学びは「経験から学ぶ学習」であり、お互いに学び合うために「実践を言語化して他者に語り伝えること」が重要です。

　看護師が実践を語るためには、その語りを聴く人が必要であり、「語る」「聴く」を相互に行うことで対話が生まれます。対話とは「共有可能な緩やかなテーマの下で、聴き手と話し手で担われる創造的なコミュニケーション行為」であるといわれています[4]。

　「こうやったらうまくいった」という経験上の成功話は、武勇伝（War Story）[5]としてカフェ形式で共有し、互いに技術を学び合う態度こそが、組織におけるリフレクションの文化づくりの神髄だと考えます。

　このように「語る」「聴く」という相互の対話を通して、それまで見えなかったものに気づき、聴き手の存在を意識できることが重要です。聴き手は支援者であり、看護師であり、あなたの周りにきっといるはずです。

　また「対話」では、出来事と出来事の間にどのような意味のつながりがあるかに関心を寄せ、現実味に富んでいるか、腹に落ちるかが重要な思考過程であるといわれています[6]。そのため、研修の場でもナースステーションでも、ちょっとした場で、経験したことや感じたことをおしゃべり感覚で語り、自由な雰囲気の中でまじめなテーマの話し合いを真剣に楽しむスタンス（Serious Fun）[4]をもてるような仲間づくりが、リフレクション

が文化となる方法なのかもしれません。

3 　語られる内容の偶然性と「いつものかかわり」

　看護師によって語られる内容はさまざまです。また、語りたいことを自由に語ることが対話を促進すると考えられます。語り合う内容は、その看護師に任せることが重要です。これは、「計画された偶然：Planned Happenstance」[7]という考え方で説明ができます。これは、複数の実践からどの実践を語るかは、無意識のうちに、ある意味をもって選択されるという考え方でもあります。

　複雑な看護現象や問題の難易度ではなく、実践の中で偶然に出会うさまざまな人々とのかかわりが重要なのです。こうした「いつものかかわり」をうまく活用してリフレクションを行うことが、部署にリフレクションを定着させるひとつの方法でもあります。

　そのため聴き手は、看護師の語りを自分への「問い」と受け止め、その語りと同じような経験がないかと内省し、自分の経験として納めていくことができます[8]。

　看護実践を「語り」「聴く」という相互の行為は、職場で一緒に働く人々と、こういう医療を実践したいという思いや判断を「ともにする（共感）」営みであり、言葉を介して伝え合う共同作業でもあるのです[9]。

　こんな素敵な創造の場を創らないほうがもったいないと思います。

＊

　リフレクションを組織に根づかせるにはどうすればいいか、悩ましい課題です。改めてリフレクションと組織文化について考えたとき、「いつものちょっとしたおしゃべり」を「腑に落ちたおしゃべり」に変えればいいのだと、思い至りました。

　看護実践を「語り」「聴く」という相互の関係が生まれることそのものがリフレクションの文化であり、リフレクションを推進するひとつのゴールなのだと思います。

（東めぐみ）

引用文献

1) 束めぐみ，河合麻衣子，佐藤千秋：看護管理者教育課程ファーストレベルにおける「経験学習を基盤としたプログラム」に参加した看護係長の気づきと気づきの実践，日本看護科学学会抄録，2023.
2) ジーン・レイブ，エティエンヌ・ウェンガー著，佐伯胖訳：状況に埋め込まれた学習　正統的周辺参加，産業図書，1993.
3) パトリシア ベナー，ジュディス ルーベル著，難波卓志訳：現象学的人間論と看護，医学書院，1999.
4) 中原淳，木村充，重田勝介ほか：職場学習の探求　企業人の成長を考える実証研究，生産性出版，2012.
5) 中原淳，金井壽宏：リフレクティブ・マネジャー，光文社新書，2009.
6) パトリシア・ベナー編著，早野真佐子訳：エキスパートナースとの対話　ベナー看護論・ナラティブス・看護倫理，照林社，2004.
7) Krumboltz, J. D.：A Learning Theory of Career Counseling. Handbook of career counseling theory and practice. Davies-Black Publishing. 1996.
8) 生田久美子，北村勝朗編著：わざ言語：感覚の共有を通しての「学び」へ，慶應義塾大学出版会，2011，p.163-170.
9) 佐伯胖，前川幸子：［インタビュー］看護教育への警鐘　いまこそ行動主義的な教育体制からの脱皮を，看護教育，2008，49(5)，p.388-394.

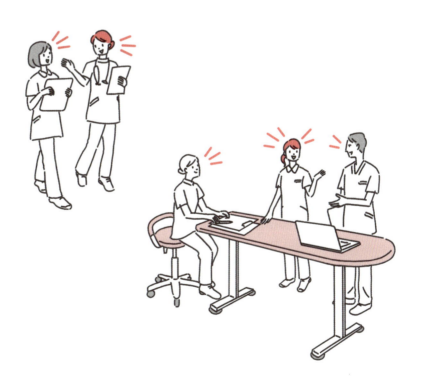

索 引

数字・欧文

2年目研修	72, 76
3年目研修	76
Action Learning	6
ALACT モデル	60
ARCS モデル	65
Off-JT	6
OJT	6
SECI モデル	61
Work-Based Learning	6

あ行

アージリス	56
暗黙知	61, 69, 94, 128, 140
いつものかかわり	162
ウェンガー	14, 19, 161

か行

かかわり方の発見	155
学習と仕事の関係	14
語りから知識を得る	10
語りを聴く	19
看護経験から学ぶ意義	5
看護実践能力	49
看護職の生涯学習ガイドライン	53, 64, 76
看護のわざ	27
看護リフレクション	3
看護リフレクションの6つのステップ	10
看護リフレクションの種類	3
看護リフレクションの場	31
看護を語る	7, 16, 103
看護を語る風土	19
患者の見守り	91
感情マネジメント	42
カンファレンス	103
管理者研修	150
記憶に残る研修	69
教育サポーターによる面談	117

さ行

共感のステップ	41
協調学習	33
共同参加	161
具体的な場面を掘り下げる問い	157
クリニカルコーチ	85
グループリフレクション	3
計画された偶然	162
経験学習	31, 41
経験学習のサイクル	77
経験学習モデル	57
経験からの学び	40, 139
経験から学ぶための能力	59
経験における熟慮	55
経験を引き出す	25
形式知	61, 69, 94, 128, 140
謙虚に問いかける	68
研修転移	76
行為の中の省察	54
コルトハーヘン	60, 139
コルブ	31, 57

さ行

支援者が学ぶ機会	135
支援者同士の語り合い	138
支援者に求められる姿勢や態度	42
支援者の役割	41
支援の知恵	140
支援を行う看護師の困難	134
思考	55
思考発話	47
自己肯定感	150
事実の確認のステップ	41
実習指導者研修	85
実践共同体	19
実践を振り返る思考のサイクル	22
シャドウイング	52
生涯学習支援ガイドブック	47
状況との対話	55, 68
ショーン	5, 25, 54
職場学習	6

シングル・ループ学習	144
人材育成	154
新人看護師の実践能力獲得	4
新人看護師の自律性の育成	4
新人研修	72, 76
心理的安全性	43, 136
ストレスマネジメント	117
清拭タオルの準備	99
成長につながる場	36
正統的周辺参加	10, 14
セルフリフレクション	3
相互交流	32
組織学習	56
組織の取り組み	52
組織への定着	160

た行

対話	7, 26, 68, 161
対話が深まるプロセス	68
対話の促進	43, 136, 162
互いに学ぶ	27
他者とのリフレクション	3
ダブル・ループ学習	56, 144
探求	55
知識発見のプロセス	9
知的創造理論	61
挑戦的な経験	83
次の実践へのヒント	48, 65, 69
低血糖患者への対応	95
デューイ	31, 55
動機づけ	65

な行

ナラティブ	48
日常的な行為の語り	14
日常的な仕事の場で学び合う	161
認知的徒弟制	58, 82
認知的徒弟制の6つのステップ	59
野中郁次郎	61

は行

場づくり	67
反省的実践家	54
評価のステップ	42
評価面談	112
ファシリテーター	25
プラグマティズム	55
プリセプターシップ研修	80
ベナー	9, 49
本書での支援	40

ま行

マインドセット	16
松尾睦	58
学びほぐし	140
マネジメント研修	145
メタ省察	139
メタスキル	44

や・ら・わ行

豊かな看護実践	9
ラーニングフル・ワーク	15
リーダーナースとの面談	108
離職防止	4
リフレクション	3
リフレクションサイクル	155
リフレクション支援の基盤	21
リフレクションとしての対話	138
リフレクションの支援者	3, 21
リフレクションの視点	136
リフレクションの推進	52
リフレクティブな実践家	6, 45
臨床推論	48
臨床判断	48
臨床判断モデル	65, 67
レイブ	14, 19, 161
わざ	46, 51
わざの言語化	26

事例でわかる看護リフレクションの支援
経験からの気づきや学びを看護実践に活かす

2025年1月1日　第1版第1刷発行　　　　　　　　　　〈検印省略〉

編　集	東めぐみ
執　筆	経験から学ぶ力を育む研究会
発　行	株式会社 日本看護協会出版会 〒150-0001 東京都渋谷区神宮前5-8-2 日本看護協会ビル4階 〈注文・問合せ／書店窓口〉TEL 0436-23-3271　FAX 0436-23-3272 〈編集〉TEL 03-5319-7171 〈ウェブサイト〉https://www.jnapc.co.jp
装　丁	クリエイティブ・コンセプト
イラスト	大野智湖
印　刷	三報社印刷株式会社

*本著作物（デジタルデータ等含む）の複写・複製・転載・翻訳・データベースへの取り込み、および送信（送信可能化権を含む）・上映・譲渡に関する許諾権は、株式会社日本看護協会出版会が保有しています。
*本著作物に掲載のURLやQRコードなどのリンク先は、予告なしに変更・削除される場合があります。

JCOPY〈出版者著作権管理機構 委託出版物〉
本著作物の無断複製は著作権法上での例外を除き禁じられています。複製される場合は、その都度事前に一般社団法人出版者著作権管理機構（電話 03-5244-5088, FAX 03-5244-5089, e-mail: info@jcopy.or.jp）の許諾を得てください。

©2025 Printed in Japan　　　　　　　　　　ISBN978-4-8180-2905-7

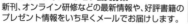

日本看護協会出版会の本

看護師長・主任が育つ
個人の成長がみえる12の実践事例

看護管理 実践Guide

佐藤 エキ子・佐藤 紀子[編著]

B5判・146頁・定価2,750円（本体2,500円＋税10%）・発行2023年

▶「仕事の経験」から　私たちはこんなにも学ぶことができる！
成人の学びや成長に大きく影響するといわれるのが「仕事の経験」。本書では、悩みながらも大きく変化・成長する「看護師長・主任」時代にフォーカスし、そのプロセスを当事者が振り返ります。実践と管理の両立、権限委譲、マネジメントスキルの獲得など、これから新たに看護管理に取り組む人にも、それを支える立場にある人にも、「そうそう！」「なるほど！」と共感できる「経験学習」のエピソードが満載の一冊です。

▶本書の主な内容
I 序章「経験を語る」こと「経験から引き出す」こと　佐藤エキ子
II 実践編　私を成長させた「看護師長・主任としての経験」
1 命令・統制によるリーダーシップから心理的安全性のある柔軟なマネジメントへ
〔キーワード〕ビジョンの共有／予測不能な現場／現場主体の判断
2 部署異動により得たマネジメントの視点と変革に向けた実践の手応え
〔キーワード〕権限委譲／病棟を俯瞰する／自分の行動で組織が変わる　ほか全12編
III 終章　看護実践における省察と今後の看護管理への期待　佐藤紀子
資料 認定看護管理者について

コールセンター（ご注文）▶▶▶ tel.0436-23-3271　fax.0436-23-3272　https://www.jnapc.co.jp　　日本看護協会出版会

日本看護協会出版会の本

学習課題とクイズで学ぶ
看護マネジメント入門　第2版

看護管理 実践Guide

原 玲子[編]

B5判・280頁・定価3,300円（本体3,000円＋税10%）・発行2020年

▶看護管理（看護マネジメント）を学ぶ学生や復習したいナースにおすすめの一冊です！
医療チームの一員として効果的な看護サービスを提供するためには、看護マネジメント（看護管理）の基礎概念を理解しておくことが大切です。厚生労働省「新人看護職員研修ガイドライン改訂版」では、看護実践における管理的側面についての到達目標（「安全管理」「情報管理」「業務管理」「薬剤等の管理」「災害・防災管理」「物品管理」「コスト管理」）が示されています。本書は、看護マネジメントの基盤となる考え方から、上記の7領域はもとより、「医療の質評価」「地域包括ケアシステム」「身体拘束ゼロの推進」など注目度の高いキーワードまでを学べる初学者のための入門書です。豊富なイラストや事例がポイントをわかりやすく示し、クイズやミニテストも盛り込まれているので楽しみながら学べます。

▶本書の主な内容
第1章　マネジメントとは／第2章　看護マネジメントとは／第3章　医療におけるサービスの構造／第4章　組織の成り立ちと病院組織の基本的構造／第5章　目標管理／第6章　情報共有のしくみ／第7章　医療の中の協働／第8章　業務遂行のマネジメント／第9章　日本の医療制度と病院経営／第10章　医療安全の基本的な考え方／第11章　医療現場の感染管理の基本／第12章　医療現場における業務上の危険／第13章　災害対策の基本／第14章　看護職の法的責任／第15章　看護者の基本的責務／第16章　看護職のキャリア開発／解答と解説

コールセンター（ご注文）▶▶▶ tel.0436-23-3271　fax.0436-23-3272　https://www.jnapc.co.jp　　日本看護協会出版会

主な読者対象：看護主任など新任マネジャー

シリーズ第一弾！
看護管理実践Guideビギナーズ

「主任って何をする人？」と思った時のガイドブック！

理論やポイントをイラストで整理！

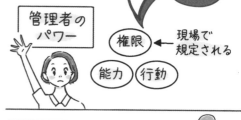

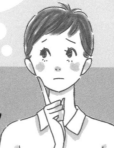

Point
- ✓ 未経験の事象に対応する際は、まず組織のルールを確認する
- ✓ 「一次対応」（関係者への報告、患者・家族への謝罪）と「二次対応」（事象が起こった要因の検証、再発防止）を適切に行う
- ✓ 安易な慰めではなく、リフレクションによって負の経験をプラスの経験に変えることが、当事者の動機づけにつながる
- ✓ 管理者は「職位に付随したパワー（権限・能力・行動）」を自覚し、適切に行使する
- ✓ 「組織の理解」と「関係の構築」は、管理者として最低限必要なコンピテンシーである
- ✓ 自分が所属する組織について知り、管理者に必要なコンピテンシーを開発することを目指す

新任主任4人から寄せられた16の「困った場面」に、ベテランマネジャーたちが解決のヒントを示します。
明日からのマネジメント指針として活かせる経験知や理論が満載です！

場面ごとにマネジメントのヒントをピックアップ！

主な内容
- **Chapter1** 「次の主任はあなたです」と言われたら
- **Chapter2** よくある「困った場面」こう考えるとうまくいく
- **Chapter3** 新しく主任となる皆さんに伝えたいこと

看護主任マネジメント入門
新任主任のマインドセットと「困った場面」の切り抜け方
別府千恵 編著
定価 **2,750**円（本体2,500円＋税10%）
A5判／**192**頁
ISBN 978-4-8180-2779-4

日本看護協会出版会
ご注文に関するお問い合わせはコールセンターまで▶▶▶
Tel. 0436-23-3271 Fax. 0436-23-3272
ホームページ▶▶▶ https://www.jnapc.co.jp

日本看護協会出版会 営業部
X（旧 Twitter）